Andreas Mehnert

Grundzüge der Blick-Kopf-Ausrichtung
Mit einer effektiven Entspannungsübung

Grundzüge der
Blick-Kopf-Ausrichtung

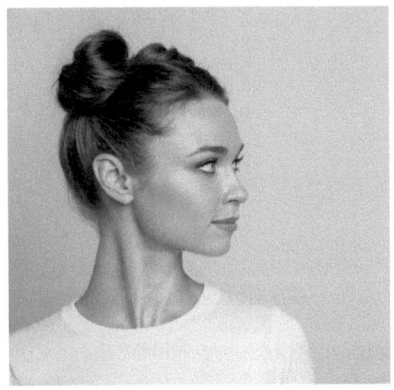

Mit einer effektiven Entspannungsübung

3. Auflage

von
Andreas Mehnert

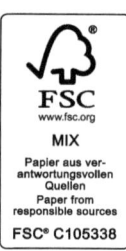

Bibliografische Information der Deutschen Nationalbibliothek:

Die Deutsche Nationalbibliothek verzeichnet diese Publikation in der Deutschen Nationalbibliografie; detaillierte bibliografische Daten sind im Internet über dnb.dnb.de abrufbar.

3. Auflage
© 2021 Andreas Mehnert
Kontakt: am@mehnert-online.de

Titelfoto: iStock.com/Deagreez
Herstellung und Verlag: BoD – Books on Demand, Norderstedt

ISBN: 978-3-7543-2710-4

Inhalt

A. Vorbemerkungen

Kurzbeschreibung

Was haben überanstrengte Augen mit Nackenschmerzen zu tun? Warum gehen Verspannungen an Kopf und Körper nicht weg, trotz zahlreicher Versuche mit Muskeltraining, Massagen etc.? Welchen Einfluss haben Ablenkungen aus der Umgebung wie optische Störungen oder plötzliche Geräusche, mithin der gesamte Alltagsstress? In der vorliegenden Publikation wird ein Erklärungsansatz herausgearbeitet – der Zusammenhang zwischen der Blick- und der Kopfbewegung. Und nicht nur das: Daran anknüpfend wird eine Entspannungsübung präsentiert, mit der Augen, Kopf und Körper erreicht werden. Probieren Sie diese effektive Methode der kombinierten Kopf-Augen-Dehnung doch einfach selbst einmal aus!

Für den eiligen Leser (einschließlich Leserinnen)

Die entwickelte Entspannungsübung basiert auf einer Analyse des Systems der Blick-Kopf-Ausrichtung. Daher werden zunächst die Grundlagen des Zusammenwirkens des Blicks (bzw. der Augen) mit dem Kopf (sowie ergänzend mit dem Körper) aufgezeigt. Dem folgt eine systematische Zusammenstellung entstehender Probleme und konventioneller Lösungsansätze. Es zeigt sich, dass eine besondere Herangehensweise zur Verspannungslösung erforderlich ist. Als Grundlage dient dazu die passend ausgerichtete Blick-Kopf-Position. Durch das gezielte Einnehmen verschiedener Bewegungs- bzw. Dehnpositionen kann schließlich eine durchgreifend wirksame Entlastung und Ausrichtung erreicht werden.

Die Publikation enthält zunächst ausführliche Erläuterungen. Sollten Sie jedoch primär nur an der Übungsausführung interessiert sein – kein Problem. Dann schauen Sie einfach direkt in die eigenständige Übungsanleitung (Abschnitt F).

Wichtiger Hinweis

Die vorliegende Publikation enthält Ergebnisse wissenschaftlicher Recherchen in Verbindung mit selbst gewonnenen Erfahrungen. Daraus werden Anregungen zum Ausprobieren einer Übung abgeleitet. Die Übungsausführung ersetzt jedoch nicht die erforderliche ärztliche oder therapeutische Behandlung bei gesundheitlichen Problemen.

Zweite und dritte Auflage

Aufgrund neuer Erkenntnisse wurde das Kapitel mit der Problemlösung (Abschnitt E) in der zweiten und dritten Auflage jeweils grundlegend überarbeitet. Daraufhin kann nun eine substanziell verbesserte und deutlich effektivere Entspannungsübung angeboten werden (Abschnitt F).

B. Das System der Blick-Kopf-Ausrichtung

Blickbewegung und -ausrichtung

Zum Einstieg werden einige für das weitere Verständnis besonders wichtige Begriffsbestimmungen vorgenommen. Bei der **Blickbewegung** handelt es sich um eine Augenbewegung, bei der zugleich auch die vom Auge aufgenommenen Informationen zum Sehobjekt – dem Blickziel – Berücksichtigung finden (vgl. Joos et al.). Augenbewegungen gehen mit Veränderungen der Augenstellung einher. Dabei dient die gerade Augenposition (die Primärstellung) als Bezugspunkt (vgl. Kaufmann/Steffen, S. 61). Die Augen bewegen sich demnach in Relation zur Primärstellung und damit zugleich auch in Relation zum Kopf.

Wird dahingegen der Kopf bewegt, ohne dass sich die Augenstellung ändert (d. h. ohne eine Augenbewegung), dann verändert sich zwar das Blickziel, es findet definitionsgemäß aber keine Blickbewegung statt. Werden solche Kopfbewegungen dennoch auch als Blickbewegung aufgefasst, dann kann das leicht zu Missverständnissen führen. Das gilt ebenso, wenn eine Kopfbewegung, bei der zugleich auch die Augen bewegt werden, um ein gewähltes Blickziel beizubehalten, nicht als Blickbewegung gewertet wird. In einer solchen Sichtweise gibt es offenbar eher eine Gleichsetzung der Blickbewegung mit einer Bewegung bzw. Änderung des Blickziels (vgl. Klinke et al., S. 717). Zur Vermeidung entsprechender Missverständnisse wird daher ergänzend festgehalten, dass eine Blickbewegung gleichermaßen bedeutet, dass eine **Relativbewegung zwischen Blickziel und Kopf** stattfindet.

Das Blickziel wird im Normalfall auf dem Netzhautbereich mit der höchsten Auflösung (der Foveola) abgebildet (vgl. Kaufmann/Steffen, S. 277). Aus diesem **Fixieren des Blickziels** ergibt sich eine direkte Verbindung zwischen der räumlichen Lage des Blickziels und der Augenstellung bzw. zwischen einer Bewegung des Blickziels und der Augenbewegung (bei sakkadischen Bewegungen allerdings nicht im Bewegungsprozess selbst). Bei geschlossenen Augen kann eine solche Verbindung zumindest tendenziell existieren, sofern man sich ein Blickziel gedanklich vorstellt. Im Schlaf wird die Verbindung dann gelöst. Von Bedeutung sind hier insbesondere die sogenannten REM-Phasen (Rapid Eye Movements), in denen rasche unkontrollierte Augenbewegungen ablaufen (vgl. Kaufmann/Steffen, S. 90). Bezüglich relativer Drehbewegungen des Blickziels gilt, dass diese nicht zwingend und in der Regel nicht vollständig durch Augenbewegungen nachvollzogen werden. Denn die Abbildung auf der Foveola bleibt bei einer Drehung weiterhin erhalten. Dennoch besteht auch hier das Bestreben, eine tendenziell gerade Abbildung zu erreichen (vgl. Kaufmann/Steffen, S. 86).

Zur Realisierung einer Blickbewegung führen **zwei unterschiedliche Wege**. Entweder es erfolgt eine Bewegung des Blickziels in Relation zum Kopf oder aber das Blickziel bleibt unverändert und der Kopf wird bewegt. Bei der Blickzielbewegung kann es sich einerseits um eine tatsächliche Bewegung (Ortsveränderung) des Blickziels handeln. Andersseits kann das Blickziel aber auch bewusst (willkürlich) oder unbewusst geändert (gewechselt) werden, d. h. man betrachtet ein anderes Sehobjekt. Zur letzteren Gruppe gehört implizit auch die Betrachtung eines größeren Sehobjekts. Denn hierbei erfolgen ständig unbewusste Blickzielwechsel, damit ein solches flächiges (nicht punktförmiges) Blickziel als Gesamtheit erfasst werden kann (vgl. Kaufmann/Steffen, S. 79 f.).

Für die **Bewegung des Auges** – genaugenommen des Augapfels – stehen sechs Muskeln zur Verfügung. Jeder der sechs äußeren Augenmuskeln ist für eine Bewegungsrichtung verantwortlich – davon je zwei für die Bewegungen auf der horizontalen, auf der vertikalen und auf der drehenden (torsionalen) Bewegungsebene (vgl. Klinke et al., S. 714). Drehende Augenbewegungen dienen der Betrachtung nicht waage-/senkrechter (d. h. schräger bzw. schiefer) oder sich drehender Blickziele sowie zum Ausgleich der Kopfneigung. Aber auch bei kombinierten Horizontal- und Vertikalbewegungen erfolgen ergänzende Drehbewegungen (aus – vereinfachend ausgedrückt – augenmechanischen Gründen; vgl. Kaufmann/Steffen, S. 65).

Augenbewegungen können anhand unterschiedlicher **Formen der Steuerung** klassifiziert werden (vgl. Kaufmann/Steffen, S. 73 ff.). Bei einem Blickzielwechsel kommen generell sprunghafte Augenbewegungen (Sakkaden) zum Einsatz. Sofern – beim Fixieren eines kleinen Blickziels – die tatsächliche Bewegung des Blickziels bzw. alternativ die Kopfbewegung langsam verläuft, resultiert eine gleitende Augenfolgebewegung (die nicht willkürlich erzeugt werden kann, sondern immer an das Blickziel gebunden ist). Bei schnelleren Bewegungen werden entweder Sakkaden eingestreut (bei der Blickzielbewegung) bzw. es erfolgt ein vestibulookulärer Reflex (bei der Kopfbewegung). Beim Verfolgen eines relativ zum Kopf bewegten flächigen Blickziels entsteht demgegenüber ein optokinetischer Reflex.

Die **Ausrichtung** gilt – allgemein betrachtet – als ein wesentliches Merkmal einer guten körperlichen Funktionsfähigkeit. Der Körper und seine einzelnen Teile sind dann ausgerichtet, wenn eine natürliche und entspannte Position besteht (d. h. wenn der Körper hinsichtlich Länge und Weite gut im Raum ausgerichtet ist), und daran anknüpfend dann, wenn Bewegungen natürlich und entspannt ausgeführt werden können (vgl. Mühlebach, S. 24).

Die Blickausrichtung bezieht sich auf das Verhältnis zwischen der vom Blickziel determinierten Augenposition und dem Kopf. Ein **ausgerichteter Blick** liegt vor, wenn die Augenmuskeln geringstmöglich aktiviert werden. Das ist bei der Primärstellung des Auges (d. h. beim Geradeausblick) weitgehend der Fall (in der Literatur erörterte kleinere Abweichungen sollen hier nicht weiter beachtet werden). Vor diesem Hintergrund besteht ein natürliches Bestreben, nach Blickbewegungen wieder zurück zur Geradeausposition des Auges zu gelangen und so die eingesetzte Bewegungskraft zurückzuführen. Die ausgerichtete Blickposition beinhaltet neben der geraden Augenposition in horizontaler und vertikaler Hinsicht auch, dass keine Verdrehung des Auges besteht.

Der Geradeausblick ist beim beidäugigen Sehen allerdings nicht vollständig erreichbar. Die auseinanderliegenden Augen bedingen eine Blickabweichung nach innen (zur Mitte), woraus sich die Bezeichnung **Konvergenzblick** ableitet. Nur bei einem weit entfernten Blickziel besteht eine fast parallele und dementsprechend gerade Blickführung. Die Blickabweichung nach innen geht mit einer Blickabweichung nach unten einher, wobei beide Abweichungen mit der Blickzielnähe zunehmen. Die ergänzende vertikale Abweichung ist sinnvoll, weil sich nahe Blickziele tendenziell weiter unten befinden (dementsprechend funktioniert auch eine Gleitsichtbrille), und sie ergibt sich offenbar auch aus dem Zusammenwirken der Augenmuskeln (vgl. Wundt, § 10 Nr. 19).

Kopfbewegung und -ausrichtung

Der Kopf kann – analog zu den Augen – auf **drei Bewegungsebenen** bewegt werden: auf der horizontalen Ebene durch Drehung nach links und rechts (Kopfschüttelbewegung), auf der vertikalen (sagittalen) Ebene durch Neigung nach oben und unten (Nickbewegung) und auf der drehenden (frontalen) Bewegungsebene durch Neigung nach links und rechts (wiegende Kopfbewegung). Interessanterweise gibt es einen Muskel, der all diese Bewegungen veranlassen kann – der Musculus sternocleidomastoideus. Dessen vielfältige Kopfbewegungsmöglichkeiten ergeben sich aus einem differenzierten Zusammenspiel der Muskelköpfe Caput sternale (Caput mediale) und Caput claviculare (Caput laterale) (vgl. Gautschi, S. 206, Hochschild, S. 65 f.).

Die konkrete **Beteiligung der einzelnen Muskelköpfe** an den unterschiedlichen Bewegungen wird in der Literatur zumeist nicht so deutlich herausgearbeitet. Daher sei sie hier kurz dargestellt. Die horizontalen Bewegungen nach links und rechts werden durch das Caput sternale der jeweils anderen Seite initiiert. Für die frontalen (bezogen auf die Augen: drehenden) Bewegungen zeichnet das Caput claviculare der gleichen Seite verantwortlich. Bei der sagittalen (bezogen auf die Augen: vertikalen) Bewegung nach hinten (oben) kommen die Caput sternale beidseitig zum Einsatz, nach vorn (unten) die Caput claviculare (ebenfalls beidseitig).

Neben dem Musculus sternocleidomastoideus sind weitere Muskeln an der Kopfbewegung beteiligt – so der Musculus trapezius descendens und die tiefen kurzen Nackenmuskeln. Die herausragende **Bedeutung des Musculus sternocleidomastoideus** besteht in seiner Rolle als Impulsgeber (Mobilisator) für die Bewegungen, während insbesondere die tiefer liegenden Muskelschichten eher der Stabilisierung dienen (vgl. Gautschi, S. 27 f., 221). Zudem gelingt es mit den anderen Muskeln jeweils für sich genommen nicht, diese Vielfalt an Bewegungsrichtungen zu erzielen – auch nicht mit dem Musculus trapezius descendens (mit dem keine Nickbewegung nach unten möglich ist).

Zu jeder Bewegungsebene des Kopfes gehört eine Bewegungsachse. Der Schnittpunkt aller drei Bewegungsachsen wird vorn am Kopf **durch die Nase repräsentiert**. Die Nase zeigt somit in idealer Weise die Kopfbewegungen an.

In der **ausgerichteten Kopfposition** besteht die insgesamt geringste Anspannung der Kopfbewegungsmuskeln. Kopfbewegung wie auch -ausrichtung betreffen dabei primär das Verhältnis zwischen Kopf und Rumpf. Allerdings ist die gesamte Körperhaltung ein sich wechselseitig beeinflussendes System (vgl. Mühlebach, S. 35, 151). Dementsprechend haben Arme und Beine einen wesentlichen Einfluss auf die Rumpfposition und damit wiederum auf das Verhältnis zum Kopf. Vor diesem Hintergrund wird die Kopfausrichtung im Folgenden in Bezug auf den gesamten übrigen Körper betrachtet. Dafür steht der Begriff der körperbezogenen Kopfausrichtung – wobei der Körper hier kontextbezogen das Gegenstück zum Kopf darstellt.

Natürlicherweise wird eine zum Körper ausbalancierte Kopfhaltung angestrebt, d. h. eine durch eine geringe Muskelaktivierung gekennzeichnete Position. Da im Alltag ständig Körperbewegungen stattfinden, vollziehen sich solche Kopfausrichtungsprozesse fortlaufend. Sind Kopf und Körper jeweils ausgerichtet, so kann das als eine **gerade Ausrichtung** charakterisiert werden – und zwar gerade in Bezug auf alle drei Bewegungsebenen. Die ausgerichtete Haltung von Kopf und Körper im Stehen ist zudem auch als lotrecht und unverdreht beschreibbar (vgl. Mühlebach, S. 115 ff.).

Kopfbewegung zur Blickausrichtung

Jede körperliche Bewegung (so auch eine Augen- oder Kopfbewegung) hat ihren Ausgangspunkt darin, dass Reize auf den Körper einwirken bzw. im Körper selbst entstehen. Ein Reiz kann dabei unter anderem die Bewegung eines

Sehobjekts sein, zudem das Bestreben, ein anderes Sehobjekt anzusehen, oder auch der Wunsch zur eigenen Fortbewegung (Durchführen einer Gehbewegung). Die Reize werden im Gehirn verarbeitet und führen bei einer – hinsichtlich der Bewegungsausführung – positiven Bewertung zu einer Augen-, Kopf- oder sonstigen Körperbewegung. Die **Bewegungssteuerung** auf der Grundlage des Nervensystems bedeutet somit, dass Reize bewertet werden, woraufhin dann gegebenenfalls ein Impuls an den für die Bewegung zuständigen Muskeln ausgelöst wird. Mit der damit einhergehenden Aktivierung (Anspannung) der Muskeln kommt es schließlich zur Ausführung der Bewegung (vgl. Mühlebach, S. 59 ff.).

Eine Blick- bzw. Augenbewegung in eine bestimmte Richtung resultiert aus einer in die gleiche Richtung ablaufenden Blickzielbewegung oder aus einer entgegengesetzten Kopfbewegung. Der dabei ausgelöste Bewegungsimpuls an den Augenmuskeln aktiviert diese Muskeln, wobei der Impuls entweder dynamisch ist (im Zuge der stattfindenden Blickbewegung) oder auch statisch (sofern die erreichte unausgerichtete Blickposition beibehalten wird). Der Augenbewegungsimpuls stellt zugleich auch einen Reiz zur Augen- und damit zur Blickausrichtung dar, weil stets das Bestreben besteht, eine unausgerichtete Position wieder zu verlassen. Der **Reiz zur Blickausrichtung** umfasst dabei zum einen das Bestreben zur Ausführung einer ausrichtenden Blickzielbewegung, zum anderen zur Ausführung einer ausrichtenden Kopfbewegung. Die Blickausrichtung kann dann – bezogen auf die vorangegangene Blickbewegung – mit einer entgegengesetzten Blickzielbewegung oder mit einer gleichgerichteten Kopfbewegung erreicht werden. Mit der Blickausrichtung (d. h. einer entgegengesetzten Blickbewegung) wird demgemäß die vorherige Blickbewegung zurückgeführt – und damit zugleich auch der bisherige Bewegungsimpuls und die dementsprechend eingesetzte Bewegungskraft an den Augenmuskeln.

Als Steuerungsgrundlage für die Blickausrichtung mittels der Kopfbewegung fungiert die **Augen-Kopf-Zusammenarbeit**. Hierbei stellt der Bewegungsimpuls an den Augenmuskeln unmittelbar einen Reiz zur Kopfbewegung dar. Je nach kognitiver Bewertung wird daraufhin ein Impuls an den Kopfbewegungsmuskeln ausgelöst, bei denen der Musculus sternocleidomastoideus die Führungsfunktion innehat (vgl. Bortolin/Carniel). Ein wichtiges Bindeglied zwischen der Steuerung von Augenmuskeln und Musculus sternocleidomastoideus ist das Nervenfaserbündel Fasciculus longitudinalis medialis (vgl. Gautschi, S. 206). Die Koordination von Augen- und Kopfbewegung erfolgt im Kleinhirn (vgl. Mühlebach, S. 41). Im Zuge der Augen-Kopf-Zusammenarbeit wird letztlich also der Bewegungsimpuls an den Augenmuskeln gegebenenfalls mit einem gleichgerichteten Kopfbewegungsimpuls verbunden (vgl. Klinke et al., S. 717). Im Ergebnis der ausrichtenden Kopfbewegung werden beide Bewegungsimpulse zurückgeführt, d. h. neben dem Augenbewegungs- auch der Kopfbewegungsimpuls.

Da bei der Blickausrichtung mittels Kopfbewegung der Kopf **in die Richtung des Blickziels** bewegt wird, passt hierfür der Begriff der blickzielbezogenen Kopfausrichtung. Entsprechende Ausrichtungsprozesse finden auf allen drei Bewegungsebenen statt (horizontal, vertikal, drehend). Das zeigt vor dem Hintergrund der allseitigen Kopfbewegungsmöglichkeiten mithilfe des Musculus sternocleidomastoideus noch einmal die besondere Logik der Zusammenarbeit zwischen den Augenmuskeln und gerade diesem Kopfbewegungsmuskel. Im Alltag werden Blickbewegungen regelmäßig mit Kopfbewegungen verbunden, weshalb Prozesse der blickzielbezogenen Kopfausrichtung im Prinzip fortwährend stattfinden (vgl. Kaufmann/Steffen, S. 69).

Die Ausrichtung des Kopfes zum Blickziel erfolgt **mit der Nase**, d. h. die Nase zeigt dann in die Richtung des Blickziels. Kopfseitig passt das gut zur Repräsentanzfunktion der Nase für die Kopfbewegungen. Auch blickseitig ist das offenbar folgerichtig. Denn die Nase befindet sich bezüglich der Lage beider Augen mittig und unterhalb, weswegen die auf das Blickziel zeigende Nase dazu führt, dass der Blick je nach Entfernung etwas nach innen und unten gerichtet wird. Das wiederum entspricht dem Prinzip des Konvergenzblicks, mithin der weitestmöglichen Blickausrichtung unter den Bedingungen des beidäugigen Sehens.

Wirkungszusammenhänge

Nunmehr sind alle **Elemente des Systems der Blick-Kopf-Ausrichtung** benannt. Im Mittelpunkt steht die Blickausrichtung, d. h. die Ausrichtung der Augen bzw. des Blickziels in Bezug auf den Kopf. Diese Blickziel-Kopf-Ausrichtung kann durch die Ausrichtung des Blickziels selbst (Blickzielbewegung) oder durch eine blickzielbezogene Kopfausrichtung (Kopfbewegung) erreicht werden. Eine Blickausrichtung mittels Blickzielbewegung liegt vor, wenn man den betrachteten Gegenstand zentraler vor dem Kopf positioniert (tatsächliche Bewegung des Blickziels) oder wenn man stattdessen einen zentraler positionierten Gegenstand ansieht (Wechsel des Blickziels). Über die Kopfbewegung im Rahmen der blickzielbezogenen Kopfausrichtung erhält auch die Ausrichtung des Kopfes in Bezug auf den Körper einen Einfluss auf die Blickausrichtung. Diese Kopf-Körper-Ausrichtung kann einerseits durch eine körperbezogene Kopfausrichtung erreicht werden und andererseits aber auch durch die Veränderung der Körperhaltung bzw. -position selbst (unter Beibehaltung der Kopfposition).

Wie bereits erwähnt, finden im Alltag beständig blickziel- und körperbezogene Kopfausrichtungsprozesse statt. Dazu kommen noch die Möglichkeiten der geeigneten Positionierung des Blickziels sowie der Veränderung der Körperhaltung bzw. -position. Unablässig ist unter Nutzung der verfügbaren Ausrichtungselemente auf die Blickziele der Umgebung zu reagieren. Der Einsatz der Ausrichtungselemente erfolgt dabei parallel zueinander und mit **wechselseitiger Beeinflussung**. Ist beispielsweise das Blickziel schräg vor dem Körper positioniert, dann besteht – sofern man weder das Blickziel noch die Körperposition ändert – entweder die Möglichkeit einer blickzielbezogenen oder einer körperbezogenen Kopfausrichtung. Beides zusammen lässt sich hingegen nicht vollständig realisieren. Häufig werden daher auch Mischformen mit einer jeweils teilweisen Ausrichtungsausführung praktiziert.

Die interagierenden Ausrichtungsprozesse führen demgemäß dazu, dass Blickbewegungen nicht immer durch eine Blickausrichtung ausgeglichen werden (z. B. wenn die körperbezogene Ausrichtung Priorität hat). Ein **unausgerichteter Blick** kann temporär oder auch anhaltend bestehen bleiben bzw. er wird gegebenenfalls nur teilweise ausgeglichen. Das Gehirn hat entsprechend komplexe Steuerungsanforderungen zu bewältigen. Das Ergebnis fällt nicht in jeder Situation gleich aus. Zudem ergeben sich auch personenbezogen unterschiedliche Bewegungsmuster.

Werden bei bestimmten Personen Blickbewegungen stärker durch Kopfbewegungen ausgeglichen als bei anderen, dann spricht man von Head-Movern. Diesen Personen mit einer systematisch höheren **Kopfbewegungsaktivität** stehen Personen mit einer entsprechend geringeren Aktivität gegenüber. Jene bezeichnet man dann als Eye-Mover, da bei ihnen die Blick- und demzufolge Augenbewegungen weniger stark durch Kopfbewegungen kompensiert werden. Hinsichtlich der jeweiligen Gruppenzuordnung sind auch Veränderungen im Laufe des Lebens zu beobachten. Gerade zu Beginn der Schulzeit entwickeln sich Menschen verstärkt von Head- zu Eye-Movern (vgl. Friedrich, S. 449 ff.).

Blickbelastungen

Unter Blickbelastungen sind **Angriffe auf die Blickausrichtung** zu verstehen, die zu Reizen bzw. Impulsen für eine Blickausrichtung führen, wobei diese dann allerdings nicht durch eine ausrichtende Bewegung abgebaut werden. Der Abbau erfolgt deswegen nicht, weil entweder bereits eine Blickausrichtung vorliegt oder weil stattdessen an einem unausgerichteten Blick festgehalten wird. Dementsprechend gibt es zwei Grundformen der Blickbelastung. Einerseits kommt es zu Ablenkungen vom Blickziel oder zu Ablenkungen des Kopfes, andererseits liegt ein weiter bestehendes unausgerichtetes Blickziel-Kopf-Verhältnis vor.

Der Angriff auf die Blickausrichtung beinhaltet oder bewirkt zunächst einen direkten bzw. indirekten Augenbewegungsimpuls. Dieser stellt im Rahmen der Augen-Kopf-Zusammenarbeit zugleich einen Reiz zur Kopfbewegung dar (mit dem Ziel der blickzielbezogenen Kopfausrichtung). Daraufhin wird entweder sofort ein gleichgerichteter Kopfbewegungsimpuls ausgelöst oder das geschieht möglicherweise erst sukzessive. In der sukzessiven Variante hatte die kognitive Bewertung zunächst ergeben, dass trotz des Reizes keine Kopfbewegung erfolgt. Bleibt jedoch der Reiz weiter bestehen, dann wird häufig doch über kurz oder lang ein Kopfbewegungsimpuls ausgelöst. Bei einer Blickbelastung gibt es also die hohe Wahrscheinlichkeit, dass – bedingt durch die Augen-Kopf-Zusammenarbeit – **verbundene gleichgerichtete Augen- und Kopfbewegungsimpulse** entstehen, die jedoch nicht abgebaut werden, sondern vielmehr zum Aufbau gleichgerichteter Augen- und Kopfbewegungskraft führen.

Die Blickbelastungsform der **Blickziel- und Kopfablenkungen** umfasst Reize bzw. Impulse, die blickziel- oder kopfseitig einer bestehenden Blickausrichtung entgegenwirken. Dieser blickziel- oder kopfseitigen Ablenkung wird dann ein verbundener gleichgerichteter Augen- und Kopfbewegungsimpuls entgegengesetzt. Damit kann eine Bewegung der Augen und des Kopfes in die Richtung der Störquelle vermieden werden. Die unveränderte Blickziel- und Kopfposition bedeutet zugleich, dass keine Blickbewegung stattfindet, sondern dass die Blickausrichtung erhalten bleibt. Die Ablenkung bleibt allerdings nicht vollkommen ohne Wirkung auf die Augen. Denn bei den fortwährend auftretenden Mikrobewegungen der Augen wurde beobachtet, dass die Mikrosakkaden verstärkt in die Richtung der Blickzielablenkung tendieren (vgl. Engbert/Kliegl).

Blickziel- und Kopfablenkungen haben **vielfältige Ursachen**. Zur Gruppe der optischen Ablenkungen zählen plötzlich im Gesichtsfeld auftauchende Sehobjekte bzw. unerwartete Bewegungen innerhalb des Gesichtsfelds. Die Störung kann dabei von Personen, beweglichen Gegenständen oder auch von Lichtreflexen ausgehen. Physische Ablenkungen sind demgegenüber Bewegungseinflüsse, die auf Kopf und Körper wirken (z. B. bei der Fahrt in einem Verkehrsmittel). Akustische Ablenkungen umfassen Geräusche jeglicher Art. Der Ablenkungsimpuls kann hier entweder blickziel- oder auch kopfseitig wirken – in Form eines Impulses zum Ansehen der Störquelle oder zur Zuwendung mit dem Kopf bzw. den Ohren. Alle weiteren Sinneswahrnehmungen können ebenfalls zu Ablenkungen führen (z. B. auftretende Gerüche oder das Schmerzempfinden).

Darüber hinaus sind Einflüsse, die eigentlich nur den Körper betreffen, indem sie zu einer Veränderung der Körperhaltung führen, eine potenzielle Ablenkungsquelle für den Blick (z. B. die Belastung eines Armes beim Tragen). Das gilt ebenso bei einem bereits bestehenden **unausgerichteten Kopf-Körper-Verhältnis**. Ein dementsprechend ausgelöster Impuls zur körperbezogenen Kopfausrichtung stellt dann zugleich einen kopfseitigen Ablenkungsimpuls bezüglich der Blickausrichtung dar. Eine Kopfablenkung kann daher unter anderem auch aus einer unergonomischen Sitzposition bzw. Körperhaltung resultieren – sofern zwar der Kopf, aber nicht der gesamte Körper zum Blickziel ausgerichtet ist. Zum Entstehen ungünstiger körperbezogener Einflüsse trägt im Übrigen auch ein allgemeiner Bewegungsmangel bei, da hiermit eine gewisse körperliche Unbeweglichkeit verbunden ist.

Bei der Blickbelastungsform des **unausgerichteten Blickziel-Kopf-Verhältnisses** wird der im Zusammenhang mit einer Blickbewegung entstandene unausgerichtete Blick beibehalten. Der demgemäß anhaltende (statische) Augenbewegungsimpuls stellt im Rahmen der Augen-Kopf-Zusammenarbeit einen ebenfalls anhaltenden gleichgerichteten Reiz zur Kopfbewegung dar – welcher dann in einem Kopfbewegungsimpuls münden kann. Dennoch erfolgt keine ausrichtende Bewegung des Blickziels oder des Kopfes.

Ein Grund für das Bestehenbleiben eines unausgerichteten Blickziel-Kopf-Verhältnisses kann eine unergonomische Sitzposition bzw. Körperhaltung sein – sofern zwar der Kopf zum Körper, aber nicht zum Blickziel ausgerichtet ist. Der ursächliche Faktor ist hier folglich der gleiche wie in dem genannten Beispiel für das unausgerichtete Kopf-Körper-Verhältnis. Allgemein formuliert besteht der auslösende Faktor jeweils in einer unausgerichteten **Position des Blickziels in Bezug auf den Körper**. Eine dementsprechend verdrehte Arbeitsposition besteht häufig, z. B. bei einem Lehrer im Spannungsfeld zwischen der Tafel (vorn) und der Klasse (hinten) oder bei Schülern aufgrund einer ungünstigen Sitzanordnung im Klassenraum. Wegen der spezifischen Körperhaltung kann unter anderem aber auch das Spielen eines Musikinstruments (z. B. einer Geige) problematisch in Bezug auf die Blickausrichtung sein.

Der **Konvergenzblick** stellt eine spezielle Form des unausgerichteten Blicks dar, der beim beidäugigen Sehen allerdings (sofern kein Blick in die Ferne erfolgt) unvermeidlich ist. Zwar können auch beim beidäugigen Sehen Blickziel und Kopf zueinander ausgerichtet werden. Die Augen erreichen aber dennoch nicht die jeweils gerade Ausrichtungsposition. Aus der verbleibenden Abweichung nach innen und unten – und der demgemäß anhaltenden Augenmuskelaktivierung – resultiert ein entsprechender Reiz zur Kopfbewegung und daraufhin gegebenenfalls ein verbundener gleichgerichteter Augen- und Kopfbewegungsimpuls in diese Richtung. Augenbezogen zeigen die Impulse dabei in unterschiedliche Richtungen.

Obgleich beim Konvergenzblick also im strengen Sinne ein unausgerichteter Blick vorliegt, kann dennoch – sofern Blickziel und Kopf zueinander ausgerichtet sind – von einer **bedingten Ausrichtungsposition** gesprochen werden. Zum einen neutralisieren sich bei einem mittigen (zentrierten) Blick die nach innen gerichteten Kopfbewegungsreize und zum anderen scheinen die nach unten gerichteten Augenbewegungsimpulse offenbar konstitutiv zum Konvergenzblick dazugehören. Deshalb ist es beim Konvergenzblick zunächst weniger wahrscheinlich, dass die bestehenden Kopfbewegungsreize dann auch tatsächlich zu Kopfbewegungsimpulsen führen. Es liegt somit eine eher milde Form der Blickbelastung vor.

C. Störungen

Auslösung durch Blickbelastungen

Blickbelastungen bzw. Angriffe auf die Blickausrichtung sind **normale Begleiterscheinungen** des Alltags. Im Zuge der Augen-Kopf-Zusammenarbeit entstehen daraufhin Reize zur Kopfbewegung. Im Idealfall existiert nun eine solchermaßen entspannte Steuerung der Blick-Kopf-Ausrichtung, dass die ausgelösten Reize – sofern sie nicht beendet werden können oder sollen – gar nicht erst in Kopfbewegungsimpulsen münden. Da das aber im Alltag nicht immer gewährleistet werden kann, führen die sich ergebenden verbundenen Augen- und Kopfbewegungsimpulse zum Aufbau entsprechender Augen- und Kopfbewegungskraft. Dieserart erhöhte Kräfte werden üblicherweise in den Ruhephasen tagsüber oder – ganz wichtig – nachts während des Schlafs abgebaut.

Problematisch wird es allerdings bei besonders **intensiven Blickbelastungen**. Das kann alle Formen der Blickbelastung betreffen, also jegliche Arten der Blickziel- und Kopfablenkungen und des unausgerichteten Blickziel-Kopf-Verhältnisses. Sind die Angriffe auf die Blickausrichtung langanhaltend oder sehr stark, werden in zusätzlichem Maße verbundene gleichgerichtete Augen- und Kopfbewegungsimpulse erzeugt. Für die dementsprechend erhöhte Augen- und Kopfbewegungskraft reicht dann die Regenerationsfähigkeit gegebenenfalls nicht mehr aus. Das gilt gerade auch in solchen Situationen, in denen diese ohnehin beeinträchtigt ist, beispielsweise bei anderweitigem Stress oder einem Schlafdefizit. In der Folge verfestigt sich die erhöhte Augen- und Kopfbewegungskraft, woraufhin es zu Störungen bei der Bewegung und Ausrichtung von Blick und Kopf kommt.

Blickbelastungen und in deren Folge auftretende Ausrichtungsstörungen können auch durch **physische Beeinträchtigungen** begünstigt werden. Das ist in all jenen Fällen möglich, in denen dadurch ein direkter oder indirekter Einfluss auf das Sehen bzw. die Augenbewegung oder auf die Kopfbewegung entsteht. Denkbare Beispiele für derartige physische Beeinträchtigungen sind unkorrigierte Sehfehler (die dann auch mit einer unnatürlichen Kopfhaltung einhergehen können), die unterschiedliche Sehkraft beider Augen (z. B. aufgrund einer Amblyopie oder Ptosis), der körperseitig ablenkende (indirekte) Einfluss einer Hand- oder Fußverletzung, aber auch ein durch Zugluft verspannter Musculus sternocleidomastoideus. Eine besondere Bedeutung kommt möglicherweise den Schleudertraumata zu, da bei deren Entstehung sowohl eine blick- als auch eine kopfseitige Belastung wirkte.

Die **Verfestigung erhöhter Augen- und Kopfbewegungskraft** lässt sich nicht direkt beseitigen, z. B. durch besondere Blickbewegungsaktivitäten. Daher nützen auch Versuche nichts, ein Sehobjekt besser (vom Gefühl her „richtig") anzusehen oder beim Sehen eine bessere (die „richtige") Kopfhaltung einzunehmen. Vielmehr würden damit neue Blickbewegungsimpulse erzeugt, was – wiederum unter Beanspruchung der Augen-Kopf-Zusammenarbeit – zu einem weiteren Aufbau bzw. zur weiteren Verfestigung der Augen- und Kopfbewegungskraft führen kann.

Vielfältige Muster

Im Zuge der Verfestigung gleichgerichteter Augen- und Kopfbewegungskraft bilden sich unterschiedliche und teilweise recht **komplexe Muster wirkender Kräfte** heraus. Vor allem kommt es auch zum Aufbau von kompensatorisch wirkenden Gegenkräften. Die Kräfte und Gegenkräfte verorten sich dabei am einzelnen Auge, im Verhältnis zwischen den Augen, am Kopf sowie im Verhältnis zwischen den Augen und dem Kopf. Die Komplexität des Zusammenspiels von Bewegungsreizen und wirkenden Kräfte kann zu einer weiteren Verfestigung und Verstetigung der Problematik führen – bis hin zu einer grundsätzlichen Steuerungsstörung der Blick-Kopf-Ausrichtung. Bei einer gestörten Steuerung findet eine fehlerhafte Reizbewertung statt, wodurch unnötige bzw. unpassende Bewegungsimpulse ausgelöst werden.

Der **Aufbau der Gegenkräfte** erfolgt durch Muskeln mit einer antagonistischen Funktion, d. h. durch Muskeln, die für die entgegengesetzte Bewegungsrichtung verantwortlich sind. Beim Auge sind das die gegenüberliegenden Augenmuskeln. Beim Kopf kommt entweder der auf der anderen Körperseite gelegene Musculus sternocleidomastoideus antagonistisch zum Einsatz oder es werden – bei Bewegungen mit beidseitigem Muskeleinsatz – die jeweils anderen Muskelköpfe aktiviert. Zudem wirken auch die übrigen Muskeln mit Kopfbewegungsfunktion, wobei je nach Muskel sowohl synergistische als auch antagonistische Aufgaben übernommen werden.

Ein spezifisches Störungsmuster besteht in der **Tendenz zur Verschiebung** des gewählten Blickziels. Der Ausgangspunkt hierfür ist die übermäßige Aktivierung von Augenmuskeln. Zugleich besteht aufgrund der Augen-Kopf-Zusammenarbeit ein gleichgerichteter Impuls zur Kopfbewegung. Das führt zu Schwierigkeiten, eine stabile Blick-Kopf-Position zu finden, weil sowohl für das Blickziel (mithin die Augen) als auch für den Kopf eine tendenzielle Bewegung in die gleiche Richtung versucht wird. Um die Situation zu entlasten, kommt es für Blickziel und Kopf überdies zu kompensatorischen Bewegungsversuchen in die Gegenrichtung, was die Instabilität dann jedoch noch weiter erhöht.

Trotz der vielfältigen Ausprägungen einer beeinträchtigten Blick-Kopf-Ausrichtung besteht das verbindende Element jeweils in der **Beanspruchung der Augen-Kopf-Zusammenarbeit.** Diese hat gewissermaßen eine Katalysatorfunktion für die auftretenden augen- bzw. blickseitigen sowie kopf- und körperseitigen Probleme. Verschiedentlich wird das in der Literatur auch entsprechend aufgegriffen. Einerseits erfolgt das teilweise sehr umfassend und eher grundsätzlich, indem visuelle Störungen mit einer Vielzahl von auftretenden körperlichen Beschwerden in Zusammenhang gebracht werden (vgl. Friedrich). Andererseits wird auch recht konkret auf die Augen-Kopf-Zusammenarbeit Bezug genommen. So wird beispielsweise der Zusammenhang zwischen Nackenschmerzen (speziell aufgrund von Schleudertraumata) und blickziel- bzw. kopfseitigen Blickbewegungsstörungen dargestellt (vgl. Della Casa et al.) oder der zwischen Sehstörungen und Kopfschmerzen bzw. Haltungsstörungen (vgl. Bortolin/Carniel). In anderen Untersuchungen wurden Nackenschmerzen in den Kontext einer relativ geringen Kopfbewegungsaktivität im Zuge von Blickbewegungen eingeordnet (vgl. Friedrich, S. 449 ff.).

Insofern stellt eine Eye-Mover-Eigenschaft dann durchaus ein mögliches Symptom für eine beeinträchtigte Blick-Kopf-Ausrichtung dar (obgleich sie nicht per se problematisch ist).

In den beiden folgenden Abschnitten werden zuerst diejenigen Symptome erörtert, die vor allem mit der beeinträchtigten Augen- bzw. Blickausrichtung einhergehen, und danach diejenigen, die speziell mit der beeinträchtigten Kopfausrichtung verknüpft sind. Eine klare Trennung ist allerdings wegen des komplexen Zusammenwirkens von Augen- und Kopfbewegungskräften nicht immer möglich. Das gilt insbesondere dann, wenn die Symptome aufgrund indirekter Wirkungsketten weiter **entfernt vom Problemursprung** liegen. So lässt sich beispielsweise die bekannte Stressbeschreibung „Ich weiß nicht, wo mir der Kopf steht!" durchaus auf übermäßige Blickbelastungen zurückführen. Eine dahingehend aber eher blickziel- oder kopfseitige Verortung der Aussage ist hingegen kaum möglich.

Ohnehin verbinden sich die einzelnen Facetten der beeinträchtigten Blick-Kopf-Ausrichtung nicht selten zu allgemeineren Problemen. Ergänzend dazu führt eine gestörte Steuerung der Blick-Kopf-Ausrichtung auch unmittelbar zu einer erhöhten kognitiven Belastung. Im Zusammenhang mit den generell sehr hohen blickbezogenen Alltagsanforderungen entsteht dann recht schnell das Gefühl der **Überanstrengung und Überlastung**. Das kann letztlich sogar in einer grundlegenden Überforderung bzw. im Entstehen psychischer Probleme münden.

Beeinträchtigtes Sehen

Die erhöhte Augenbewegungskraft, d. h. eine erhöhte Anspannung der Augenmuskeln, wird auch als **starrer Blick** wahrgenommen. Bewegung und Ausrichtung des Blicks sind dementsprechend anstrengend. Als Folge sind Unsicherheiten bei der Wahl des Blickziels möglich, was dann beispielsweise auch das flüssige Lesen erschweren kann. Es entsteht die Frage, wo man denn „richtig" hinsehen sollte. Zudem können Unsicherheiten bei der Verortung des Blickziels im Raum entstehen, der sogenannten egozentrischen Lokalisation. Diese Wahrnehmung ergibt sich anhand des Aktivierungsmusters der Augenmuskeln und drückt aus, inwiefern ein Blickziel gegenüber der eigenen Position als links oder rechts, als oben oder unten bzw. als nah oder fern eingestuft wird (vgl. Kaufmann/Steffen, S. 114 f.).

Besondere Schwierigkeiten entstehen **beim beidäugigen Sehen**, wenn die erhöhten Augenbewegungskräfte unterschiedlich stark sein sollten. Das Zusammenspiel der unterschiedlichen Augenbewegungskräfte und der damit verbundenen Kopfbewegungskräfte kann dabei zu besonders ungünstigen Mustern wirkender Kräfte führen. In der Folge ist ein gestörtes räumliches Sehen oder auch die Wahrnehmung von Doppelbildern möglich (Diplopie bzw. Konfusion). Zur Entlastung kann es dann bisweilen vorkommen, dass mit einem (dem dann dominierenden) Auge tendenziell auf die Nase geblickt wird. Mit dem Nasenblick wird der ausgelöste blickzielbezogene Kopfausrichtungsimpuls quasi funktionslos gemacht, weil durch das Ansehen des Kopfes selbst (an der Nase) die Kopfbewegung nicht mehr zu einer Blickbewegung führt. Eine gewisse Anfälligkeit zur Ausprägung unterschiedlich erhöhter Augenbewegungskräfte resultiert aus dem Konvergenzblick. Die beidäugig unterschiedlich gerichteten Augenbewegungsimpulse haben hier zwar ihren spezifischen Zweck und sind bei einer bedingten Ausrichtungsposition auch jeweils gleich groß. Dennoch bieten sie prinzipiell eine Angriffsfläche, vor allem bei einer gegebenenfalls nicht gleichwertigen Augenfunktion, d. h. bei der besonderen Dominanz eines Auges (z. B. aufgrund einer Amblyopie).

Unsicherheiten und Anstrengungen beim Sehen führen zu **Vermeidungsstrategien** für Blickbewegungen sowie für das Sehen ganz generell. Eine diesbezügliche Möglichkeit besteht darin, die Umwelt verstärkt nur mit dem peripheren Sehen zu erfassen, statt zum Zwecke des zentralen (foveolaren) Sehens vielfältige Blickbewegungen auszuführen. Die Sehdinge werden dann nur grob und flüchtig betrachtet und eher unscharf wahrgenommen. Strategien zur Sehvermeidung zeigen sich auch derart, dass ein Auge oder beide Augen verstärkt zugekniffen werden oder dass man lieber hört bzw. denkt, anstatt sich etwas anzusehen.

Sehprobleme können darüber hinaus zu **Verspannungen im Gesicht** führen – wenn nämlich das Öffnen bzw. Schließen der Lider besonders angestrengt erfolgt. Bereits erwähnt wurde das verstärkte Zukneifen als Sehvermeidungsstrategie. Ein übermäßiges Aufreißen der Augen ist bei erhöhten Seh- und Blickbewegungsanstrengungen ebenfalls möglich. Das erschwerte Sehen erfordert zudem eine intensivere kognitive Verarbeitung der Seheindrücke, welche während des Lidschlags (des Blinzelns) vonstattengeht (vgl. Meinold). Ein dementsprechend verstärkter Lidschlag kann die Gesichtsmuskulatur ebenfalls zusätzlich belasten.

Verspannungen an Kopf und Körper

Die erhöhte Kopfbewegungskraft manifestiert sich primär in einer erhöhten Anspannung des Musculus sternocleidomastoideus. Infolge des Zusammenwirkens bei der Kopfbewegung können aber auch andere Kopfbewegungsmuskeln betroffen sein. Der Kopf selbst wird als starr und unbeweglich wahrgenommen. Die Verspannungen zeigen sich am unmittelbarsten in Form von **Nackenschmerzen.** Dabei wurde im Übrigen auch eine verminderte Richtungsgenauigkeit in der Bewegungsausführung des Musculus sternocleidomastoideus beobachtet (vgl. Falla). Im Zuge der besonders engen Kopfbewegungszusammenarbeit mit dem Musculus trapezius descendens sind Nackenschmerzen verstärkt auch bei diesem Muskel zu verorten (vgl. Gautschi, S. 198, 207).

Eine Bewegungsbeeinträchtigung des Musculus sternocleidomastoideus führt zudem häufig zu Verspannungen und Schmerzen **an verschiedenen Stellen des Kopfes.** Die Wirkungskette dahin verläuft unter anderem über den Musculus occipitofrontalis. Betroffen sind vor allem der Hinterkopf, die Schädeldecke, der Bereich hinter den Ohren, die Stirn, die Schläfen sowie Bereiche um die Augen bis hin zur Wange (vgl. Gautschi, S. 206). Verspannungen im Gesicht können demzufolge sowohl augen- als auch kopfseitig bedingt sein.

Ein verspannter Musculus sternocleidomastoideus zeitigt darüber hinaus erhebliche Auswirkungen am **gesamten Körper**. Das liegt darin begründet, dass der unmittelbaren Kopf-Körper-Zusammenarbeit – d. h. der Kopf-Rumpf-Zusammenarbeit – eine Schlüsselfunktion für die Ausrichtung des gesamten sich wechselseitig beeinflussenden Körpers zukommt (vgl. Rohner, S. 7 ff.). Die hierbei zentrale Rolle des Musculus sternocleidomastoideus ergibt sich wiederum aus seiner Führungsfunktion bei der Kopfbewegung. Über die dementsprechend beeinflusste Kopfhaltung kann es zu Auswirkungen auf die Kiefergelenke bzw. die Kaumuskulatur kommen, was sich dann auch in einer Kraniomandibulären Dysfunktion (CMD) niederschlagen kann (vgl. Gautschi, S. 521). Körperseitig verlaufen die funktionellen Wirkungsketten über die Wirbelsäule und das Schulterblatt bzw. das Becken bis hin zu den Armen und Beinen. Das sich wechselseitig beeinflussende System führt zu unterstützenden bzw. kompensierenden Bewegungen an prinzipiell allen Gelenken. Verspannungen sind daher unter anderem am Rücken, an den Schultern und im Hüftbereich möglich sowie an den Armen und Beinen (bis zu den Fingern und Zehen).

Bei einer Bewegungsbeeinträchtigung des Musculus sternocleidomastoideus leitet sich aus dessen Aufgaben eine ganze Reihe weiterer möglicher **funktioneller Störungen** ab (vgl. Gautschi, S. 206). Genannt werden Sehprobleme und der Tränenfluss, Schwindelgefühle, Gleichgewichts- und Koordinationsstörungen, einseitige Hörprobleme, Übelkeit und Kloßgefühle sowie auch Heiserkeit. Aufgrund der zusätzlichen Funktion als Atemhilfsmuskel sind Einflüsse auf die Atmung denkbar. Bemerkenswert sind die genannten Sehstörungen im Übrigen auch deshalb, weil sich hierin möglicherweise die beanspruchte Augen-Kopf-Zusammenarbeit als verbindendes Element und Problemkatalysator offenbart.

D. Konventionelle Lösungsansätze

Störungen der Blick- und Kopfausrichtung zeigen sich nicht nur unmittelbar in Sehproblemen oder Nackenschmerzen. Wie dargelegt sind vielfältige abgeleitete Probleme möglich, die letztlich das gesamte physische und psychische Wohlbefinden beeinträchtigen können. Vor diesem Hintergrund gibt es eine **nahezu unübersehbare Vielfalt** an Empfehlungen, Behandlungsmethoden und Übungen, die bei auftretenden Problemen im Zusammenhang mit der Blick-Kopf-Ausrichtung nützlich sein können.

Hilfreich ist zweifelsohne eine **ergonomische Gestaltung** der Arbeitsumgebung. Damit lassen sich Blickbelastungen blickziel- wie auch kopfseitig reduzieren. Im Mittelpunkt steht dabei zumeist die geeignete Positionierung des Computerbildschirms sowie die Sitz- bzw. Stehhaltung. Aus Sicht der Blickbelastungen spricht darüber hinaus aber auch einiges gegen das Etablieren von Großraumbüros, da hier eine Vielzahl optischer und akustischer Ablenkungen unvermeidlich ist. Im Schulunterricht sollte – wie ganz generell – auf eine Ausrichtung hin zum Mittelpunkt des Geschehens geachtet werden. Sofern ein Lehrer aktiv Wissen vermittelt, ist aus Gründen der Blickergonomie auch überhaupt nichts gegen eine frontale Sitzanordnung einzuwenden.

Einzelne Entspannungstipps beziehen sich implizit auf die durch den Konvergenzblick entstehenden Probleme. Denn selbst beim Vorliegen einer bedingten Blickausrichtung verbleibt das potenzielle Risiko einer erhöhten Augen- und Kopfbewegungskraft. Bei längerem intensiven Nahsehen offenbart sich das dann in Form von Nacken- und Kopfverspannungen sowie müden Augen. Insofern wird völlig zu Recht empfohlen, die konzentrierte Bildschirmarbeit von Zeit zu Zeit zu unterbrechen. Dabei sollte man dann das **Blickziel wechseln** und auch mal in die Ferne schauen.

Stress wird gemeinhin als ein begünstigender Faktor für Verspannungen angesehen. Der genaue Wirkmechanismus scheint aber teilweise im Unklaren zu bleiben. Deutlicher könnte es werden, wenn man Stress als das Vorliegen vielfältiger Blickbelastungen interpretiert (obgleich es zweifellos auch andere

Stressoren gibt). Im Kontext eines blickbelastungsbedingten Stresses sind Empfehlungen zur **allgemeinen Erholung** natürlich jederzeit sinnvoll. Ausflüge in die ruhige Natur sowie entspannende Blicke von einem Berggipfel oder auf eine glitzernde Wasseroberfläche helfen, das übliche Niveau der umgebungsbedingten Blickbelastungen deutlich zu reduzieren. Interessant im Hinblick auf die Blickbelastungen ist zudem die Kombination aus entspannter Bewegung und entspanntem Sehen, wie sie beim Spazierengehen besteht. Im Übrigen ist Sonnenschein auch dabei behilflich, ein Blickziel präzise zu fixieren.

Dass bestimmte Probleme ihre Ursache in Blickbelastungen haben können, ist vielfach gar nicht bekannt. Die Behandlungsstrategie für Verspannungen konzentriert sich dementsprechend häufig primär auf die **verspannten Muskeln selbst** und die daraufhin beeinträchtigte körperliche Beweglichkeit. Dahingehend werden Methoden eingesetzt wie Massagen und die Triggerpunkttherapie (zur mechanischen Muskelbeeinflussung), Bewegungs- und Dehnübungen (zur Muskelaktivierung und -deaktivierung) sowie das Muskeltraining (zur Kräftigung der Muskeln). Positive Effekte sind damit durchaus möglich, so aufgrund der temporären Schmerzunterbrechung oder einer gegebenenfalls bewussteren bzw. besseren Bewegungsausführung. Teilweise wird auch sehr zielgenau an einzelnen Muskeln angesetzt, z. B. am Musculus sternocleidomastoideus (vgl. Gautschi, Lingen). Nichtsdestotrotz verbleibt eine Fokussierung auf die Symptome. Das dürfte gleichermaßen auf die Empfehlung zutreffen, bei Nackenschmerzen die tiefen Kopfbewegungsmuskeln zu kräftigen, um damit einen Ausgleich für die erhöhte Anspannung des Musculus sternocleidomastoideus zu schaffen (vgl. Falla). Insofern sollte möglichst auch nach Methoden gesucht werden, die näher an den jeweiligen Ursachen ansetzen.

Blickseitige Probleme einer gestörten Blick-Kopf-Ausrichtung werden oft nicht als solche erkannt. Denn zum einen zeigen sich rein augenphysiologisch kaum Auffälligkeiten. Zum anderen sind die Symptome häufig eher volatil und weniger gut lokalisierbar (im Gegensatz beispielsweise zu Nackenschmerzen). Die beeinträchtigte Bewegungssteuerung seitens der Augenmuskeln bleibt damit dann unentdeckt. Eher schwierig gestaltet sich auch die Behandlung der blickseitigen Symptome, da sich diese vielfach eben nicht sonderlich gut spezifizieren lassen. Nichtsdestotrotz werden diverse **Seh- bzw. Blickübungen** offeriert. Der Einfluss der Augen-Kopf-Zusammenarbeit wird dabei häufig zumindest insoweit berücksichtigt, als dass explizit auch auf die Kopf- bzw. Körperhaltung geachtet wird. Teilweise wird zudem speziell am Verhältnis zwischen Blickziel und Kopf angesetzt. Als einfache Übung sei hier beispielhaft das gedankliche Zeichnen einer liegenden bzw. stehenden Acht genannt, welches bei geschlossenen Augen erfolgt und mit der Nase ausgeführt wird (vgl. Corbett, S. 134).

Darüber hinaus gibt es eine ganze Reihe mehr oder minder elaborierter **Entspannungstechniken**, die zur Verringerung von körperlicher und geistiger Anspannung beitragen sollen. Dabei wird vor allem in den Bereichen der Körperwahrnehmung, der Bewegung und des systematischen Denkens agiert. Mit Yoga und der progressiven Muskelentspannung seien hiermit – unabhängig von der nachfolgend thematisierten Alexander-Technik – beispielhaft zwei recht bekannte Vorgehensweisen erwähnt.

Im Umgang mit Problemen, die im Zusammenhang mit der beanspruchten Augen-Kopf-Zusammenarbeit entstanden sind, stellt möglicherweise die **Alexander-Technik** eine Besonderheit dar. Bei dieser Methode werden körperbezogene Ausrichtungsübungen durchgeführt. Dabei gibt es zwei besonders interessante Grundprinzipien. Zum einen erfolgt die systematische Berücksichtigung des Zusammenwirkens von Kopf und Körper. Zum anderen gilt das Prinzip des Innehaltens vor der Übungsausführung. Dieses Innehalten stellt möglicherweise sogar einen – allerdings nirgends ausformulierten – Bezug zur Blickbewegung her. Denn es ist durchaus denkbar, dass mit dem Innehalten auch der ansonsten unkontrollierte problematische Einfluss von Blickbewegungen auf die Übung (entstehend im Zuge der Augen-Kopf-Zusammenarbeit) eingehegt wird. Im Übrigen werden bei der Beschreibung der Methode durchaus auch Zusammenhänge zwischen einem starren Blick und einem starren Kopf bzw. steifen Nacken benannt (vgl. Rohner, S. 18 ff., Mühlebach, S. 189 ff.). Es scheint darüber hinaus so zu sein, dass sich Erfolge der

Alexander-Technik gerade auch in der Spannungsreduktion des Musculus sternocleidomastoideus zeigen (vgl. Schuth).

Die vorstehend angesprochenen Methoden (und natürlich noch viele weitere) sind bei Problemen der Blick- und Kopfausrichtung mehr oder minder hilfreich. Sie setzen allerdings nicht oder nicht zielgenau an der Grundlage der gestörten Blick-Kopf-Ausrichtung – der Augen-Kopf-Zusammenarbeit – an. Daher sind die Methoden **weniger effizient**. Bei einer starken Problemverfestigung führen sie womöglich überhaupt nicht zur angestrebten Blick-Kopf-Ausrichtung oder sie bleiben dann im Zuge von deren gestörter Steuerung ohne nachhaltige Wirkung.

E. Elemente der Problemlösung

Ausgerichtete Blick-Kopf-Position

Um eine spezifische Lösung für die beeinträchtigte Blick-Kopf-Ausrichtung zu erhalten, gilt es zunächst herauszufinden, wie eine entspannte und ausgerichtete Situation für den Blick und den Kopf überhaupt aussieht. Dazu werden bestehende und potenzielle **Blickbelastungen systematisch abgestellt.** Im Hinblick auf die Blickziel- und Kopfablenkungen bedeutet das zunächst, umgebungsbedingte Ablenkungen auszuschließen. Es ist daher eine Umgebung zu wählen, in der es keine optischen, akustischen, physischen oder sonstigen Ablenkungen gibt. Am besten eignet sich hierfür ein geschlossener Raum ohne eindringende Geräusche.

Um körperbezogene Kopfablenkungen zu vermeiden, ist eine ausgerichtete Kopf-Körper-Position erforderlich (d. h. eine körperbezogene Kopfausrichtung). Hierzu erfolgt eine gerade Ausrichtung von Körper und Kopf derart, dass sich im Stehen eine lotrechte und unverdrehte Haltung ergibt. Des Weiteren ist ein Blickziel festzulegen, welches genau zur ausgerichteten Kopf-Körper-Position passt. Das ist dann der Fall, wenn das Blickziel bezüglich des Kopfes bzw. des Körpers mittig liegt, sich in der Höhe der Nase befindet und wenn es selbst gerade (d. h. waage- bzw. senkrecht) ausgerichtet ist. Diese **Ausrichtung des Blickziels** zum Kopf respektive zur Nase sorgt dafür, dass sich ein ausgerichteter Blick ergibt. Denn ein solcher stellt sich genau dann ein, wenn der Kopf mit der Nase zum Blickziel ausgerichtet ist (blickzielbezogene Kopfausrichtung).

Bei dem ausgerichteten Blick handelt es sich allerdings (sofern das Blickziel nicht in größerer Entfernung liegt) um einen **Konvergenzblick.** Somit besteht einerseits keine vollständige Ausrichtung, andererseits stellt der Konvergenzblick aber zugleich die für das beidäugige Sehen weitestmögliche Blickausrichtung dar und kann – da Blickziel und Kopf zueinander ausgerichtet wurden – als bedingte Ausrichtungsposition angesehen werden. Der Konvergenzblick ist daher eine akzeptable und zudem realitätsnahe Ausprägung im Rahmen der ausgerichteten Blick-Kopf-Position.

Wenn man nun die Eigenschaften der ausgerichteten Blick-Kopf-Position kennt, dann ist das Ausrichtungsproblem allerdings noch nicht gelöst. Eine bestehende Beeinträchtigung der Blick-Kopf-Ausrichtung **verhindert das einfache Einnehmen** der ausgerichteten Blick-Kopf-Position. Bei einer Ausrichtungsstörung kann man sich demzufolge leider nicht einfach selbst besser ausrichten. Vielmehr birgt der Versuch der aktiven „richtigen" Ausrichtung das Risiko einer weiteren Problemverfestigung in sich, weil dadurch zusätzliche Augen- und Kopfbewegungsimpulse entstehen. Dass solche substanziellen Störungen der Blick- und Kopfbewegung bzw. -ausrichtung tatsächlich auftreten, ist auch mittels definierter Tests zur Blick- und Kopfbewegung feststellbar (vgl. Della Casa et al.). Es ist daher ein weniger direktes Vorgehen erforderlich.

Bei nur leichten Ausrichtungsstörungen genügt in der Regel ein normaler passiver Entspannungsprozess, gegebenenfalls unterstützt durch einzelne Instrumente der dargestellten konventionellen Lösungsansätze. In schwierigeren Fällen (aber natürlich auch in einfacheren) kann hingegen ein **eigens entwickelter Lösungsansatz** helfen. Dieser basiert auf der ausgerichteten Blick-Kopf-Position, wird allerdings um weitere Elemente der Problemlösung ergänzt.

Strukturiertes Blickziel

Das strukturierte Blickziel ist eine speziell erarbeitete Form der Blickzieldarstellung. Damit soll ein **einfaches und eindeutiges Fixieren** ermöglicht werden. Zugleich soll das Blickziel die Ausrichtung von Blick und Kopf unterstützen. Darüber hinaus wird auch eine Orientierungshilfe für die auszuführenden Kopf-Blick-Bewegungen benötigt. Das strukturierte Blickziel hat die Form eines doppelten Kreuzes – kombiniert aus einem griechischen Kreuz (mit geraden Kreuzlinien) und einem Andreaskreuz (mit schrägen Kreuzlinien). Das Doppelkreuz ist auch als Stern wahrnehmbar, welcher aus vier durchgehenden Linien zusammengesetzt ist. Die waagerechten, senkrechten und schrägen Linien sind jeweils gleich lang.

Das originäre Blickziel liegt am **Schnittpunkt der Kreuzlinien**. Durch die vier sich sternförmig kreuzenden Linien wird diese Stelle stabiler und eindeutiger wahrgenommen, als wenn es sich nur um zwei kreuzende Linien handeln würde. Der Schnittpunkt wird beim Sehen fixiert, d. h. zentral mit dem Netzhautbereich mit der höchsten Auflösung angesehen. In unmittelbarer Nähe des Schnittpunkts liegen auch die Linien noch im Bereich des zentralen (foveolaren) Sehens. Der hochauflösende Bereich der Foveola umfasst knapp 1 Grad des Gesichtsfelds (vgl. Kaufmann/Steffen, S. 278). Bei einem Abstand von einem Meter zum Blickziel hat dieser Bereich dort dann einen Durchmesser von etwa 1,7 cm. Im Wesentlichen werden die Linien jedoch mit dem peripheren Sehen wahrgenommen.

Mit der Form des griechischen Kreuzes liegt eine **definierte Sehreferenz** auf allen drei Bewegungsebenen vor. Die senkrechte Linie dient dabei als Sehreferenz für die horizontale Ausrichtung, während die waagerechte Linie der vertikalen Ausrichtung dient. Beide geraden Linien unterstützen die Ausrichtung auf der drehenden Bewegungsebene. Die beiden schrägen Linien des Andreaskreuzes fungieren demgegenüber als gedankliche Führungslinien für die schrägen Kopf-Blick-Bewegungen.

Die Stärke der Kreuzlinien muss einerseits eine hinreichend gute **Sichtbarkeit und Erkennbarkeit** gewährleisten. Andererseits dürfen weder die Linien noch ihr Schnittpunkt zu dick wirken, um ihre Wahrnehmung als lediglich einfache Referenzobjekte nicht zu beeinträchtigen. Bei einem Abstand von einem Meter zum Blickziel hat sich eine Linienstärke von einem Punkt als geeignet herausgestellt (das entspricht 0,35 mm). Die Kreuzlinien dürfen nicht zu nah am originären Blickziel enden, um keine Ablenkungseffekte zu erzeugen. Auch in Anbetracht der auszuführenden Kopf-Blick-Bewegungen erweist sich eine Linienlänge von jeweils 20 cm als ausreichend. Ein Doppelkreuz mit diesen Maßen passt dann auch noch auf ein Blatt in der Größe A4. Das strukturierte Blickziel wird in Schwarz auf einem weißen A4-Blatt im Querformat dargestellt. Dort wird es mittig positioniert. Das Querformat ist hilfreich, weil damit horizontale Blickzielablenkungen noch etwas stärker vermieden werden, was im Kontext der horizontal auseinanderliegenden Augen und des horizontal größeren Gesichtsfelds durchaus sinnvoll ist.

Das gut fixierbare strukturierte Blickziel hilft, **aktive Augenbewegungsimpulse zu vermeiden**. Dementsprechend wird auch nicht versucht, die Augen aktiv (willkürlich) möglichst „richtig" zum festgelegten Blickziel hinzuführen. Das wäre gerade bei Blickausrichtungsstörungen gefährlich, denn diese gehen vielfach mit Fixationsunsicherheiten einher (z. B. in Form eines verschwommenen oder doppelten Sehens). Würde man daraufhin versuchen, besonders angestrengt zu fixieren, ergäben sich kaum kontrollierbare Blickzielbewegungen (Blickzielwechsel). Damit entstünden zusätzliche verbundene Augen- und Kopfbewegungsimpulse, die zu einer Problemverschärfung beitragen könnten.

Grundposition

Die einzunehmende Grundposition beinhaltet alle Elemente der ausgerichteten Blick-Kopf-Position nebst einiger ergänzender Konkretisierungen. Eine erste Konkretisierung besteht bereits in der Verwendung des strukturierten Blickziels. Die eigene Aufstellung erfolgt zentral (mittig) vor dem in Nasenhöhe angebrachten Blickziel. Die Basis für eine gute körperliche Ausrichtung bietet dabei eine **ausgerichtete Fußstellung**. Hierfür werden die Füße parallel aufgestellt. Der Abstand beträgt etwa 20 cm – bezogen einerseits auf die Mitte der zweiten Zehen, andererseits auf die Fersenmitte. Die Füße bieten damit die passende Untersetzung für eine ausgerichtete Hüftposition (vgl. Mühlebach, S. 121 ff.).

Als Entfernung zum Blickziel wird ein Abstand von einem Meter zwischen den Augen und dem Blickziel gewählt. Mit dieser Empfehlung befindet man sich weder zu nah am Blickziel noch zu weit weg davon. Die Entfernung liegt dann mitten **im mittleren Sehbereich**, der sich mit einer Distanz von ca. 50 cm bis 2 m zwischen dem Nahsehen (Leseentfernung) und dem Fernblick befindet. Zudem besteht noch ein gewisser, aber nicht mehr sehr großer Konvergenzblick (ca. 2 Grad Abweichung nach innen und unten). Die Größe der Konvergenz ist dabei auch vom individuellen Augenabstand (horizontal) sowie vom Abstand zwischen der Augenhöhe und der Nasenspitze (vertikal) abhängig. Beim Tragen einer Gleitsichtbrille ist die mittlere Entfernung angesichts der verschiedenen einzunehmenden Kopf-Blick-Positionen ebenfalls ein guter Kompromiss. Ein ungünstiger Aspekt einer größeren Entfernung wäre es im Übrigen, dass dann potenziell ablenkende Sehobjekte leichter ins Gesichtsfeld gelangen könnten.

Die ausgerichtete Fußstellung und das zu einem selbst ausgerichteten Blickziel stellen die Fixpunkte der Grundposition dar. Mit dem **Betrachten des Blickziels** wird eine blickzielbezogene Kopfausrichtung eingeleitet. Dieser Prozess läuft vom Prinzip her automatisch ab, sofern man dem nicht mit einer versteiften Kopfhaltung aktiv entgegenwirkt. Ergänzend dazu wird der Kopf mit der Nase auch bewusst zum Blickziel hin ausgerichtet. Da das Blickziel ausgerichtet zu Kopf und Körper positioniert wurde, besteht in Verbindung mit der passenden Fußposition zugleich die Voraussetzung für eine gute Kopf-Körper-Ausrichtung.

Die **einsetzenden Ausrichtungsprozesse** an Kopf und Körper werden passiv wahrgenommen. Kopf und Körper erreichen eine tendenziell lotrechte und unverdrehte Haltung. Die Arme hängen weitgehend entspannt an der Seite. Bei einer vorliegenden Störung der Blick-Kopf-Ausrichtung wird die Ausrichtung jedoch nicht vollständig erreicht bzw. sie wird nicht als solche wahrgenommen. Es verbleiben Anspannungen aufgrund der überlagernden Wirkung erhöhter Augen- und Kopfbewegungskräfte. Zusätzliche aktive Ausrichtungsanstrengungen wären allerdings nicht hilfreich, sondern eher kontraproduktiv.

Kopf-Blick-Bewegungen

Um die verfestigten Augen- und Kopfbewegungskräfte zu lösen, wird (von der Grundposition ausgehend) abwechselnd eine bestimmte unausgerichtete Kopf-Blick-Position eingenommen – die Bewegungsposition. Zur Ausführung der **Positionsänderungen** wird der Kopf bewegt, während das Blickziel unverändert bleibt. Die Kopfbewegungen werden dadurch mit entgegengesetzten Blick- bzw. Augenbewegungen verbunden. Von der Bewegungsposition führt die Kopf-Blick-Bewegung dann wieder zurück zur Grundposition. Die mit den Bewegungen einhergehenden Ausrichtungsänderungen betreffen das Blickziel-Kopf- sowie das Kopf-Körper-Verhältnis. Das Blickziel-Körper-Verhältnis bleibt hingegen durchgängig in der ausgerichteten Position.

Die Kopf-Blick-Bewegungen werden auf zwei schrägen (bzw. diagonalen) Bewegungsebenen ausgeführt. Bei den **schrägen Bewegungsebenen** handelt es sich um eine Kombination aus der horizontalen und der vertikalen Bewegungsebene. Die drehende Bewegungsebene ist dabei indirekt mitberücksichtigt. Auf der linksschrägen Bewegungsebene erfolgt die Kopfbewegung nach links oben bzw. nach rechts unten, auf der rechtsschrägen Bewegungsebene nach links unten bzw. nach rechts oben. Für den Blick (bzw. die Augen) ergeben sich schräge Bewegungen in die jeweils entgegengesetzte Richtung. Insgesamt entstehen vier schräge Bewegungspositionen, welche reihum eingenommen werden.

Die Bewegungen werden zügig ausgeführt und gehen über eine mittlere Weite. Die Bewegung soll dabei nicht besonders angestrengt erfolgen und das Blickziel muss in der Bewegungsposition beidäugig noch gut fixierbar sein. Die Positionierung des Kopfes erfolgt unter Bezugnahme auf die Nase. Damit wird der Repräsentanzfunktion der Nase für die Kopfbewegung Rechnung getragen. Die jeweils erreichte Bewegungsposition wird immer eine **gewisse Zeit beibehalten**. Direkt nach der Rückbewegung zur Grundposition kann die nächste Bewegungsposition angesteuert werden.

Durch den Verbleib in den Bewegungspositionen kommt es sukzessive zum **Auflösen von Verspannungen**. Die eintretenden Lockerungen sind teilweise mit unwillkürlichen Bewegungsimpulsen verbunden. Die drei Fixpunkte der Bewegungsposition – nämlich die Fußposition, das angesehene Blickziel und die schräg dazu befindliche Kopf- bzw. Nasenposition – sind dennoch beizubehalten. Der Entspannungsprozess zeigt positive Wirkungen bezüglich der Augenausrichtung und der blickziel- und körperbezogenen Kopfausrichtung.

Die verbesserte Kopfausrichtung führt dann auch zu einer verbesserten Aus-richtung des gesamten Körpers. Die Entspannung kann sich am Kopf beim Unterkiefer, im Gesicht oder am Hinterkopf bemerkbar machen sowie am übrigen Körper an Rumpf, Hüfte, den Schultern sowie an Armen und Beinen.

Erfolgsfaktoren

In der Grundposition bestehen – abgesehen vom Konvergenzblick – norma-lerweise keine ausrichtenden Bewegungsreize. Die Augen- und die Kopfbe-wegungsmuskeln können somit zur Ruhe kommen. Bei einer gestörten Blick-Kopf-Ausrichtung genügt das allerdings nicht für eine durchgreifende Ent-spannung. Aus diesem Grund werden **Kopf-Blick-Bewegungen** auf schrägen Bewegungsebenen ausgeführt. Bei der Kopf-Blick-Bewegung wird eine Kopf-bewegung durch das Beibehalten des Blickziels mit einer entgegengesetzten Blick- bzw. Augenbewegung verbunden. Das geschieht hier dann auf der ho-rizontalen und auf der vertikalen Bewegungsebene, da die schräge Bewe-gungsebene eine Kombination beider Bewegungsebenen darstellt.

Auf der schrägen Bewegungsebene findet aber nicht nur eine kombinierte Horizontal- und Vertikalbewegung statt. Sowohl bei der Kopf- als auch bei der Augenbewegung erfolgt zudem eine indirekte **Adressierung der drehenden Bewegungsebene**. Ergänzende drehende Bewegungen sind für die senk-rechte Stabilisierung (d. h. für das Geradehalten) von Kopf und Augen erfor-derlich, um so die jeweilige gerade Ausrichtung zum Blickziel beizubehalten bzw. wiederzuerlangen. Beim Auge wird die schräge Bewegungsposition Ter-tiärstellung genannt. Bei einer Augenbewegung nach links oben bzw. rechts unten kommt es zu einer ergänzenden Drehung nach links, während bei einer Bewegung nach links unten bzw. rechts oben eine ergänzende Drehung nach rechts stattfindet. Nur durch diese Rollungen auf der drehenden Bewegungs-ebene kann im Zusammenspiel aller Bewegungsebenen die gerade Ausrich-tung zum Blickziel beibehalten werden. Die Rollungen dienen dabei auch der Erhaltung des Binokularsehens beim Konvergenzblick, womit zugleich das räumliche Sehen gewährleistet wird (vgl. Kaufmann/Steffen, S. 65).

Die Augenrollung bedeutet, dass eine Relativbewegung zwischen Auge und Kopf stattfindet. Dadurch entsteht ein Reiz für eine ausrichtende drehende Kopfbewegung (Kopfneigung) in die gleiche Richtung. Sofern der Kopf jedoch gerade in Bezug auf das Blickziel ausgerichtet bleibt, wird dem Reiz nicht nachgegeben. Schräge Kopf-Blick-Bewegungen führen demzufolge bei Beibehaltung einer geraden Kopfhaltung auch auf der drehenden Bewegungsebene zu einer **entgegengesetzten Bewegung** von Kopf und Augen. Wegen der beibehaltenen geraden Ausrichtung des Kopfes zum Blickziel handelt es sich hierbei im Übrigen nicht um eine Blickbewegung, sondern um eine reine Augenbewegung (in Bezug auf den Kopf). Augen und Kopf sind somit nicht zueinander ausgerichtet – und zwar zu dem Zweck, dass sie jeweils selbst gerade zum Blickziel ausgerichtet sind.

Das **Beibehalten der Bewegungsposition** stellt ein bewusstes Beibehalten einer unausgerichteten Position dar. An den Kopfbewegungs- und Augenmuskeln verbleiben daher statische Bewegungsimpulse (d. h. eine Aktivierung der betreffenden Muskeln). Bezüglich der Kopfhaltung werden verstärkt die stabilisierenden Kopfbewegungsmuskeln aktiv. Die statischen Bewegungsimpulse zeigen an Kopf und Augen auf allen drei Bewegungsebenen in die jeweils entgegengesetzte Richtung. Sie stehen dabei zugleich den durch die Bewegung entstandenen Ausrichtungsreizen entgegen.

Störungen der Blick-Kopf-Ausrichtung sind durch verfestigte gleichgerichtete Augen- und Kopfbewegungskräfte gekennzeichnet. Somit ist hier ein Augenbewegungsimpuls mit einem gleichgerichteten Kopfbewegungsimpuls verbunden. Diese gleichgerichteten Augen- und Kopfbewegungsimpulse stehen nun in der Bewegungsposition den dort existierenden entgegengesetzten Kopf- und Augenbewegungsimpulsen gegenüber. Dadurch kann die Verfestigung der verbundenen gleichgerichteten Augen- und Kopfbewegungskraft aufgebrochen werden. Demgemäß werden **Verspannungen gelöst** und abgebaut.

Die Ausführung von **schrägen Bewegungen** hat durch die damit einhergehende Kombination horizontaler, vertikaler und drehender Bewegungen eine herausragende Bedeutung. Zunächst einmal dürften schräge Bewegungen wegen ihrer Komplexität in besonderem Maße zur Verfestigung gleichgerichteter Augen- und Kopfbewegungskräfte und damit zu Beeinträchtigungen der Blick-Kopf-Ausrichtung beitragen. Das gilt auch wegen des beim Nahsehen unerlässlichen Konvergenzblicks (welcher ebenfalls in schräger Richtung verläuft). Andererseits kann mit den schrägen Kopf-Blick-Bewegungen dann aber auch explizit an diesem komplexen Verspannungsmuster angesetzt werden. Das setzt jedoch voraus, dass das Blickziel eine Sehreferenz für die drehende Bewegungsebene bietet. Für eine vollständige Ausrichtung wäre es daher nicht ausreichend, einen bloßen Punkt als Blickziel zu fixieren.

Der **kombinierte Ansatz** der schrägen Kopf-Blick-Bewegungen macht es möglich, auf separate Kopf-Blick-Bewegungen auf der horizontalen, vertikalen und drehenden Bewegungsebene zu verzichten. Die Kreisreihenfolge bei den einzunehmenden Bewegungspositionen bewirkt im Übrigen, dass die Bewegungsrichtung auf der drehenden Ebene jeweils nacheinander gewechselt wird. Zudem wird mit der nächsten Bewegungsposition die Bewegungsrichtung alternierend entweder auf der horizontalen oder auf der vertikalen Bewegungsebene geändert. Somit folgt beispielsweise kopfseitig auf die Bewegungsposition links oben in Verbindung mit rechtsdrehend die Position rechts oben in Verbindung mit linksdrehend.

Die Einnahme der Bewegungspositionen und der dementsprechend eintretende Entspannungseffekt sind mit der Methode des **statischen Dehnens** vergleichbar. Die Bewegungsposition (bzw. Dehnposition) wurde kopfseitig mittels des Musculus sternocleidomastoideus erreicht, wird aber vorrangig durch die stabilisierenden Kopfbewegungsmuskeln beibehalten. Die entstehende Dehn- bzw. Entlastungswirkung setzt dann primär am (dazu antagonistischen Teil des) Musculus sternocleidomastoideus an, d. h. an der verfestigten Kopfbewegungskraft. Dieses Vorgehen passt gut zu dem Befund, dass bei Nackenschmerzen der Musculus sternocleidomastoideus eine erhöhte Anspannung aufweist, während die tiefen (stabilisierenden) Kopfbewegungsmuskeln zu wenig aktiviert werden (vgl. Falla). Das statische Dehnen wirkt dem entgegen. Im Unterschied dazu würde bei einem dynamischen Dehnen der Musculus sternocleidomastoideus durch den fehlenden Verbleib in der

Dehnposition nicht derart entlastet. Vor diesem Hintergrund ist übrigens auch die ruhige und ablenkungsfreie Umgebung so bedeutsam. Eintretende Ablenkungen könnten direkt oder indirekt zu einer unwillkürlichen Aktivierung des Musculus sternocleidomastoideus führen.

Die Dehnwirkungen entstehen nicht nur kopfseitig, sondern auch augenseitig wird an der verfestigten gleichgerichteten Augen- und Kopfbewegungskraft angesetzt. Es erfolgt also auch eine Dehnung an den Augenmuskeln. Das Dehnen ist jedoch für sich genommen kein hinreichender Erfolgsfaktor. Denn bei einer gestörten Blick-Kopf-Ausrichtung ist es erforderlich, dass nicht nur allein am Kopf gedehnt wird bzw. dass gegebenenfalls nicht nur isolierte Blick- bzw. Augenbewegungen vorgenommen werden, sondern dass zugleich die problemverursachende **Augen-Kopf-Zusammenarbeit berücksichtigt** wird. Daher ist die gemeinsame entgegengesetzte Bewegung von Kopf und Blick (bzw. Augen) – einschließlich der jeweiligen Positionsbeibehaltung – von derart grundlegender Bedeutung.

Für das statische Dehnen gibt es eine breite Spannweite von Angaben zur Belastungs- bzw. Verweildauer. Schwerpunktmäßig wird eine Dauer von 15–30 Sekunden empfohlen (vgl. Lindel, S. 32 f., Sampel et al.). Die **Verweildauer** in der Dehn- bzw. Bewegungsposition sollte einerseits nicht zu kurz sein, damit sich die Wirkung entfalten kann. Die Wirkung lässt jedoch mit der Zeit nach, weshalb andererseits auch keine übermäßig langen Dauern angeraten werden (zumal diese mit einer fortgesetzten Anstrengung verbunden wären). Für die Kopf-Blick-Bewegung hat sich eine Verweildauer von 30 Sekunden als geeignet herausgestellt.

In der Bewegungsposition sollten, um eine zu starke Anstrengung zu vermeiden, die Bewegungs- und Ausrichtungskräfte nicht übermäßig groß sein. Daher soll die maximal mögliche Bewegungsweite auch keineswegs ausgeschöpft werden. Andererseits müssen die Kräfte aber auch eine gewisse Größe aufweisen, um die erwünschte Wirkung zu entfalten. Die **maximale Bewegungsweite** ergibt sich zum einen kopfseitig aus der Bewegungsfähigkeit der Halswirbelsäule (einschließlich der Kopfgelenke). Zum anderen wird sie wegen der vorausgesetzten Blickzielfixierung durch die Bewegungsfähigkeit der Augen begrenzt (d. h. durch das binokulare Blickfeld). Kombiniert man beide Begrenzungen (vgl. Hohmann/Uhlig, S. 213, Kaufmann/Steffen, S. 68 f.), so wären in grober Annäherung horizontale und vertikale Bewegungen von bis zu 45 Grad möglich.

Für eine **geeignete Bewegungsweite** kann man sich stattdessen am Gebrauchsblickfeld orientieren. Das Gebrauchsblickfeld beschreibt den Bereich regelmäßiger Augenbewegungen, bevor es im Rahmen der Augen-Kopf-Zusammenarbeit verstärkt zu Kopfbewegungen kommt – mithin bestehen hier noch nicht so große Ausrichtungsreize. Das Gebrauchsblickfeld reicht ungefähr 20 Grad nach links und nach rechts, 10 Grad nach oben sowie 30 Grad nach unten (vgl. Kaufmann/Steffen, S. 69). Das entspricht im Vergleich mit der maximalen Bewegungsweite dann ungefähr einer mittleren Bewegungsweite.

Die konkret **realisierte Bewegungsweite** lässt sich anhand der Blickzieldarstellung abschätzen. Dazu stellt man fest, wohin die Nase nach der Bewegung zeigt. Die Strecke vom Linienschnittpunkt bis zum jeweiligen Linienende beträgt 10 cm. Bei einem Abstand von einem Meter zum Blickziel resultiert hieraus eine Bewegung von knapp 6 Grad für den Kopf und die Augen. Die Kopf- und die Augenbewegungswinkel können dabei ungefähr miteinander verglichen werden (trotz des gewissen Entfernungsunterschieds beider Bewegungsachsen zum Blickziel). Für die angestrebte grobe Orientierung am Gebrauchsblickfeld ergibt sich daraufhin, dass die Kopfbewegung ein Stück weit über das jeweilige Linienende hinausgeführt werden sollte.

Außerdem existiert noch ein absolutes **Mindestmaß** für die Bewegungsweite. Denn es ist wichtig, dass die Bewegung jeweils über die Größe des Konvergenzblicks hinausgeht. Erst dann besteht durchgehend ein statischer Augenbewegungsimpuls in die benötigte Richtung. Zuvor ist das auf der horizontalen Bewegungsebene nur für das in der Bewegungsrichtung liegende Auge der Fall sowie auf der vertikalen Bewegungsebene beidäugig nur bei der Kopfbewegung nach oben. Beträgt der Konvergenzblick 2 Grad nach innen und unten, dann muss die Kopfbewegung nach links, rechts und unten wenigstens diesen Bewegungsumfang erreichen. Bei einem Abstand von einem

Meter zum Blickziel bedeutet das, dass die am Blickziel feststellbare Bewegung mindestens 3,5 cm nach links, rechts und unten gehen sollte.

Durch die **zügige Kopfbewegung** erfolgt die Steuerung der Augenbewegung mittels des vestibulookulären Reflexes. Damit vollzieht sich die Steuerung über das Gleichgewichtsorgan und nicht – wie bei der langsameren Augenfolgebewegung – über einen Regelkreis, der die Augenbewegung unmittelbar an die (relative) Bewegung des Blickziels anpasst (vgl. Kaufmann/Steffen, S. 83 ff.). Eine zügige Bewegung ist daher insofern vorteilhaft, als dass hier die störende verbundene Augen- und Kopfbewegungskraft während der Bewegung selbst noch nicht so zum Tragen kommt. Die Bewegung lässt ich dadurch leichter ausführen.

Zusammenfassung und Ergebnis

Die Zielstellung bestand darin, eine stabile und entspannte Ausrichtung für den Blick und den Kopf (und abgeleitet auch für den Körper) zu erreichen. Die Grundlage hierfür bildet die **ausgerichtete Blick-Kopf-Position**. Dazu werden Blickbelastungen systematisch abgestellt – zunächst durch die Wahl einer ablenkungsfreien Umgebung. Außerdem wird das Blickziel so positioniert, dass es zu Kopf und Körper ausgerichtet ist. Bei einem zentralen Blickziel in Nasenhöhe ist das der Fall. Damit wird dem Zusammenhang zwischen der blickziel- und der körperbezogenen Kopfausrichtung Rechnung getragen.

Das entwickelte **strukturierte Blickziel** in Form eines sternförmigen Doppelkreuzes liefert Informationen für ein einfaches und eindeutiges Fixieren, Referenzinformationen für die Ausrichtung von Augen und Kopf sowie Informationen für die Bewegungsführung. Die einzunehmende Grundposition ist darüber hinaus durch eine ausgerichtete Fußstellung charakterisiert. Mit dem Ansehen des Blickziels und einer dahin ausgerichteten Nase wird eine tendenziell gute Ausrichtung erreicht. Bei einer gestörten Blick-Kopf-Ausrichtung genügt das allerdings noch nicht.

Daher werden – ausgehend von der Grundposition – im Rahmen von **Kopf-Blick-Bewegungen** verschiedene Bewegungspositionen eingenommen. Das während der jeweiligen Kopfbewegung beibehaltene Blickziel führt dabei zu einer entgegengesetzten Blick- bzw. Augenbewegung. Die Kopf-Blick-Bewegungen erfolgen auf zwei schrägen Bewegungsebenen, woraus sich vier unterschiedliche Bewegungspositionen ergeben. Mittels der schrägen Bewegungsebenen können horizontale, vertikale und drehende Bewegungen kombiniert berücksichtigt werden.

Das Kennzeichen einer beeinträchtigen Blick-Kopf-Ausrichtung ist die Verfestigung gleichgerichteter Augen- und Kopfbewegungskraft. In der Bewegungsposition bestehen demgegenüber statische Bewegungskräfte an Kopf und Augen, die in die jeweils entgegengesetzte Richtung zeigen. Mit dem **Verbleib in der Bewegungsposition** gelingt es daraufhin, die gleichgerichtete Verfestigung aufzubrechen. Verspannungen können so im Zuge eines statischen Dehnens gelöst und abgebaut werden. Entscheidend hierfür ist die gemeinsame Einbeziehung von Kopf und Blick (bzw. Augen).

Letztlich wird die Blick-Kopf-Ausrichtung und deren Steuerung von überlagernden Störungen entlastet, die durch Blickbelastungen entstanden sind. Die erreichte Ausrichtung ist stabil und entspannend. Sofern vorher einschlägige Probleme bestanden, ergibt sich eine **Beweglichkeitsverbesserung und Entspannung** für den Blick bzw. die Augen und für den Kopf. Die verbesserte Kopfausrichtung bewirkt zudem, dass eine generell entspanntere Körperhaltung erreicht werden kann.

F. Entspannungsübung

Die herausgearbeiteten Elemente zur Problemlösung bei einer beeinträchtigten Blick-Kopf-Ausrichtung finden sich nunmehr in einer passenden Entspannungsübung wieder. Mithilfe der Übung in Form einer kombinierten Kopf-Augen-Dehnung wird es möglich, erhöhte Augen- und Kopfbewegungskräfte abzubauen und damit zur Entspannung von Augen, Kopf und Körper beizutragen. Zur Ausführung der Übung besteht weder ein hoher Zeitbedarf noch ist es aufwändig, die erforderliche Übungsumgebung zu schaffen. Sie können also einfach damit beginnen.

❶ Ruhige Umgebung

Während der Übungsausführung sollte es keinerlei optische, akustische, physische oder sonstige Ablenkungen geben. Gerade auch Geräusche (also akustische Ablenkungen) können den Übungserfolg beeinträchtigen. Optische Ablenkungen entstehen durch im Gesichtsfeld wahrnehmbare (d. h. sichtbare) Bewegungen oder Lichteffekte. Mit physischen Ablenkungen sind Bewegungseinflüsse auf den Körper gemeint (wie Erschütterungen), die sich unter anderem bei der Fahrt in einem Fahrzeug ergeben können. Die Gründe für eventuelle Störungen können im Übrigen sehr vielfältig sein (z. B. ein durchfliegendes Insekt, flackerndes Licht oder ein auftretender Geruch).

Sorgen Sie daher für eine ruhige Umgebung und schließen Sie sämtliche Störquellen aus. Nutzen Sie am besten einen geschlossenen Raum ohne eindringende Geräusche. Bei Bedarf lassen sich Geräusche auch mithilfe von Ohrstöpseln fernhalten.

❷ Blickziel positionieren

Das für die Übung erforderliche strukturierte Blickziel kann mit einem normalen PC-Office-Programm (z. B. Word) selbst erstellt werden. Dazu positionieren Sie eine senkrechte Linie mit einer Länge von 20 cm (Stärke 1 pt, schwarz) mittig auf einem A4-Blatt im Querformat. Dann erstellen Sie an derselben

Stelle drei Kopien der Linie und drehen diese jeweils um 45, 90 bzw. 135 Grad. Damit erhalten Sie ein sternförmiges Doppelkreuz. Ein Muster dieses Blickziels befindet sich am Schluss des Kapitels (siehe S. 50/51; dort jedoch drucktechnisch bedingt nicht zentriert dargestellt).

Befestigen Sie einen Ausdruck der Blickzieldarstellung senkrecht an einer Wand, an der Tür oder an einem Schrank. Positionieren Sie dabei das Blickziel genau in der Höhe Ihrer Nase (d. h. Linienschnittpunkt und Nasenspitze liegen exakt waagerecht zueinander) und richten Sie das Blickziel gerade aus (d. h. es hängt nicht schief). Achten Sie zudem auf eine gute Beleuchtung.

❸ Grundposition einnehmen

Stellen Sie sich zentral (mittig) vor das Blickziel – mit einem Abstand von einem Meter zwischen den Augen und dem Blickziel. Nehmen Sie dabei eine parallele Fußstellung ein. Der Abstand zwischen den Füßen beträgt ca. 20 cm (bezogen auf die Mitte der zweiten Zehen sowie der Fersen). Die Übungsanordnung einschließlich der Fußstellung wird mit einer ebenfalls am Kapitelende befindlichen Abbildung veranschaulicht (siehe S. 49).

Sehen Sie sich nun den Linienschnittpunkt an. Der Kopf bewegt sich daraufhin rein automatisch in die Richtung des Blickziels. Achten Sie dann auch bewusst darauf, dass die Nase Ihrer Wahrnehmung nach zum Linienschnittpunkt hin ausgerichtet ist (ohne dabei allerdings in irgendeiner Weise zur Nasenspitze zu schauen). Anderweitige ausrichtende Körperbewegungen werden nicht aktiv ausgeführt, finden aber gegebenenfalls von selbst statt. Die Arme hängen entspannt an der Seite.

Im Ergebnis haben der Blick (und damit die Augen) sowie der Kopf bereits eine weitgehend gerade ausgerichtete Position erreicht. Auch die Körperhaltung ist tendenziell gerade ausgerichtet (d. h. lotrecht und unverdreht).

❹ Kopf-Blick-Bewegungen ausführen

Ausgehend von der Grundposition folgt nun der zentrale Teil der Übung – und zwar die abwechselnde Einnahme verschiedener Bewegungs- bzw. Dehnpositionen. Unter Beibehaltung des Blickziels werden dazu Kopfbewegungen mit entgegengesetzten Blickbewegungen (d. h. Veränderungen der Augenstellung) verbunden. Die Positionsänderungen werden auf zwei schrägen Bewegungsebenen (d. h. diagonal) in insgesamt vier verschiedene Richtungen ausgeführt (siehe die Abbildung auf S. 50). Konkret ist Folgendes zu tun:

(1) In der bereits eingenommenen Grundposition sehen Sie sich den Linienschnittpunkt an und zudem zeigt die Nase in diese Richtung. Den Linienschnittpunkt behalten Sie während der gesamten Übung als Blickziel bei.

(2) Bewegen Sie nun den Kopf nach links oben, sodass sich die Nase ebenso nach links oben bewegt. Die Bewegung wird zügig und ohne Unterbrechung ausgeführt und geht mittelweit. Sie soll also weder besonders kurz sein noch äußerst weit gehen. Sie soll so weit geführt werden, wie noch keine besondere Anstrengung notwendig wird.

(3) Behalten Sie die erreichte Bewegungsposition für 30 Sekunden bei. Eine dabei eintretende Entspannung zeigt sich durch gewisse Lockerungen und unbeabsichtigte Bewegungsimpulse. Solche ausrichtenden Bewegungen (z. B. an den Schultern, in der Hüfte oder am Unterkiefer) können Sie passiv geschehen lassen. Behalten Sie aber dennoch die Fußposition, das angesehene Blickziel und die schräg dazu befindliche Kopf- bzw. Nasenposition bei.

(4) Bewegen Sie danach den Kopf zurück in die Grundposition, sodass die Nase wieder zum Linienschnittpunkt zeigt.

(5) Wiederholen Sie unmittelbar anschließend die Schritte (2) bis (4) mit Kopf- bzw. Nasenbewegungen nach rechts oben, dann nach rechts unten und abschließend nach links unten.

(6) Ablenkungen jeglicher Art sind während der Übung unbedingt zu vermeiden. Brechen Sie daher bei Störungen die Übung gegebenenfalls ab und beginnen Sie sie später neu.

Nach der abwechselnden Einnahme der insgesamt vier Bewegungspositionen (und der jeweiligen Rückkehr zur Grundposition) haben Sie die Übung erfolgreich absolviert. Die Grundposition kann daraufhin verlassen werden. Gönnen Sie sich zum Abschluss noch eine kurze Erholungspause. Bei Bedarf wäre danach eine Wiederholung der Übung möglich.

Im Erfolgsfall führen die Übungen zu einer verbesserten Beweglichkeit und einer entspannteren Ausrichtung von Blick bzw. Augen sowie Kopf und Körper. Sollten Sie keine Entspannung wahrnehmen, bestanden möglicherweise gar keine Probleme mit der Blick-Kopf-Ausrichtung.

❺ Ergänzende Hinweise

Die Entspannungsübung hat den Charakter eines gemeinsamen statischen Dehnens an den Kopfbewegungs- und den Augenmuskeln. Sie sollte nach Möglichkeit jeden Tag durchgeführt werden. Bei einschlägigen Beschwerden kann auch mehrmals am Tag geübt werden. Nehmen Sie jedoch keinesfalls zu viele Wiederholungen unmittelbar hintereinander vor. Die Konzentrationsfähigkeit reicht dafür nicht aus, weshalb die Gefahr unpräziser Übungen entsteht. Gewisse Ruhephasen werden außerdem für die Muskeln und zur kognitiven (gedanklichen) Verarbeitung benötigt. Auch aus Vorsichtsgründen wird von einer zu intensiven Übungsausführung abgeraten. Beenden Sie die Übung, falls Ihnen unwohl oder schwindlig werden sollte!

Insgesamt werden vier Bewegungspositionen eingenommen. Bei je 30 Sekunden Verweildauer hat die Übung dann einen Zeitumfang von 2 Minuten. Zur Zeiteinteilung können Sie auch einen Intervall-Timer nutzen, jedoch sollte der Hinweiston wegen der zu vermeidenden Ablenkungen sehr milde sein (z. B. ein leiser Gong). Entsprechende Anwendungen finden sich im Internet (siehe z. B. https://www.rechner.club/uhr/intervall-timer; bei Smartphone-Nutzung muss dabei allerdings das Display aktiv bleiben).

Die Kopfbewegung soll mittelweit ausgeführt werden. Dementsprechend sollte die damit verbundene Nasenbewegung der Wahrnehmung nach noch ein gutes Stück über das Ende der jeweiligen schrägen Linie hinausgehen. Während der Übung selbst können Sie allerdings nicht direkt nachprüfen, wohin die Nase in der Bewegungsposition zeigt – da der Blick zum Linienschnittpunkt beizubehalten ist. Die maximal mögliche Bewegungsweite soll hingegen keineswegs ausgenutzt werden, um die Bewegung noch ohne besondere Anstrengung ausführen zu können. Zudem ist es erforderlich, dass der Linienschnittpunkt auch in der Bewegungsposition mit beiden Augen noch gut sichtbar ist. Beim Tragen einer Brille ist es überdies wichtig, dass sich der Linienschnittpunkt weiterhin im Rahmen der Gläser befindet.

Bei der Übung sollten stets die vorgegebenen Rahmenbedingungen eingehalten werden (d. h. eine ruhige Umgebung, die passende Blickzielaufhängung und die einzunehmende Grundposition). Nur so bestehen optimale Ausrichtungsbedingungen. Ist es dennoch einmal notwendig zu improvisieren (z. B. unterwegs), so können Sie sich die Blickzieldarstellung hilfsweise auch auf einem PC-Monitor oder einem Smartphone ansehen. Bei einer kürzeren Entfernung zum Blickziel sollte die Blickzieldarstellung dann allerdings auch etwas verkleinert (gezoomt) werden. Wichtig sind frei hängende Arme. Kann die übliche stehende Körperhaltung nicht realisiert werden, so ist zumindest auf eine bestmöglich ausgerichtete Sitzposition zu achten.

Ergänzend zur hier vorgestellten Übung der Blick-Kopf-Ausrichtung können Sie natürlich auch weitere entspannungsfördernde Übungen und Tipps ein- bzw. umsetzen.

Das wär's eigentlich schon. Gutes Gelingen!

**Abbildung
zur Übungs-
anordnung**

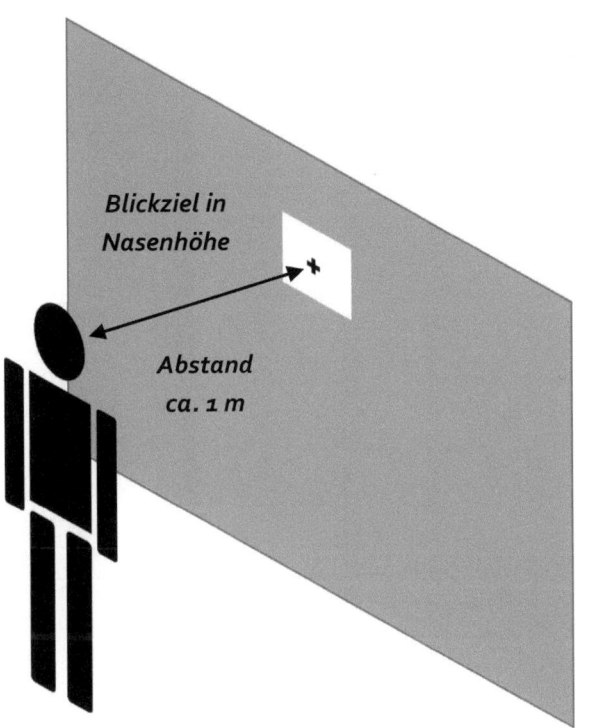

*Blickziel in
Nasenhöhe*

*Abstand
ca. 1 m*

Fußstellung

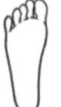 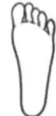

parallel – Abstand ca. 20 cm an
den zweiten Zehen/Fersen mittig

**Abbildung
des strukturierten
Blickziels**

Originalgröße
für 1 m Abstand

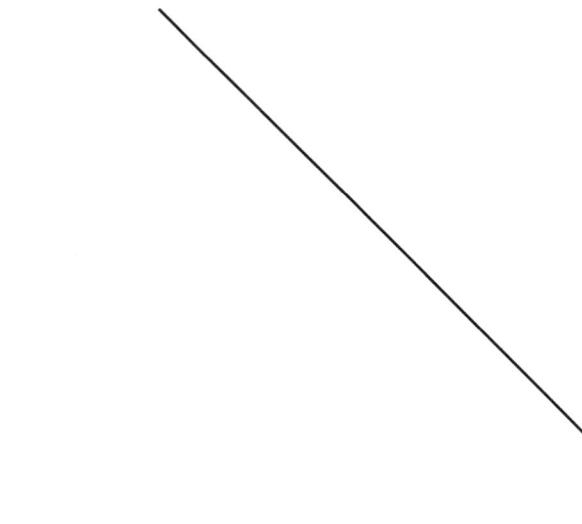

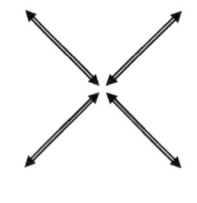

**Auszuführende
Kopfbewegungen**

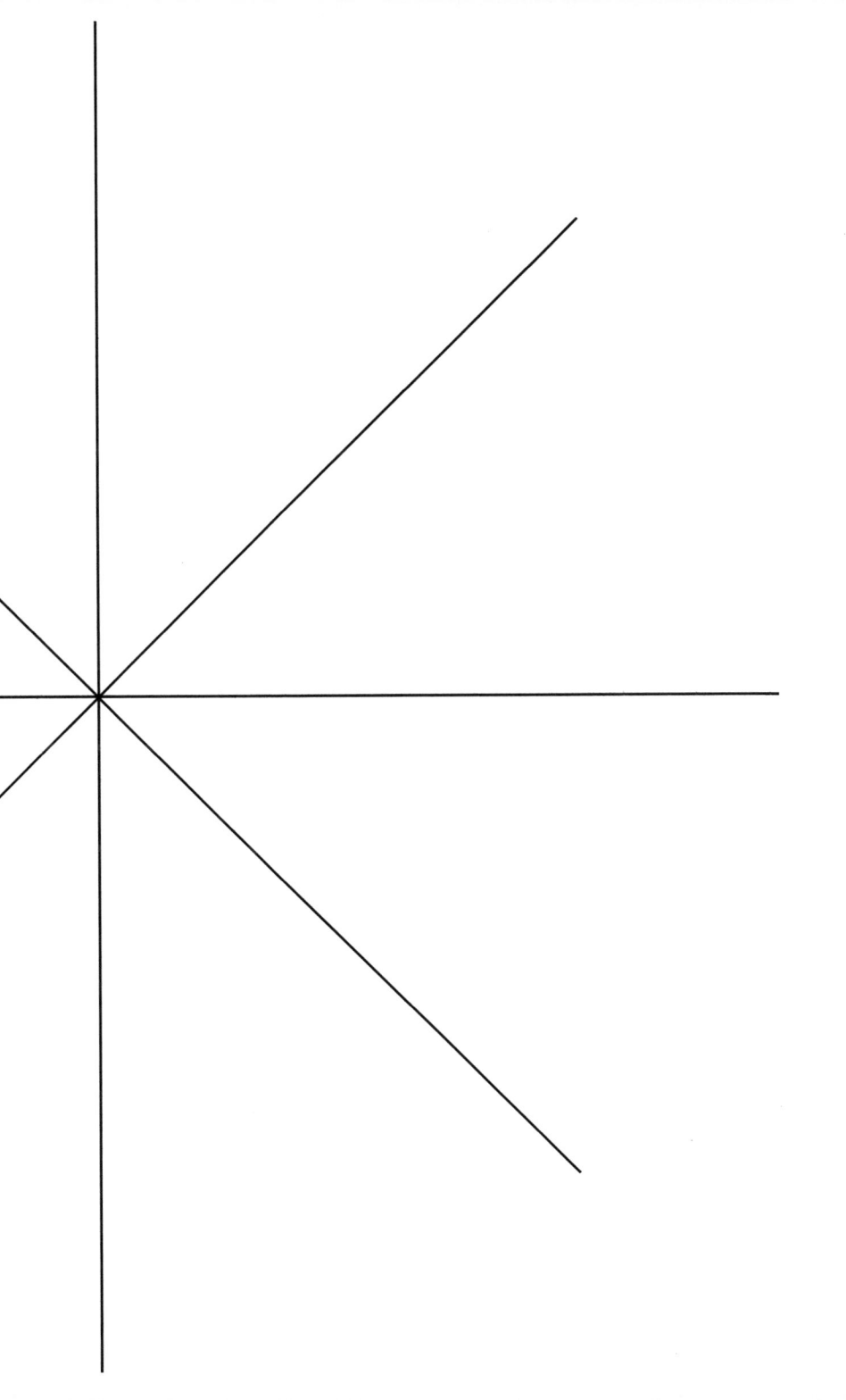

G. Literatur

Bortolin, Giuseppe; Carniel, Roberto: Störungen des Sehorgans verursachen Kopfschmerzen und Haltungsfehler; https://ifpb-ev.org/stoerungen-des-seh-organs-verursachen-kopfschmerzen-und-haltungsfehler-prof-dr-bortolin-und-dr-carniel-italien; abgerufen am 24.07.2021.

Corbett, Margaret: Besser sehen. Selbsthilfe gegen Sehfehler nach der berühmten Bates-Methode; 5. Auflage, 1992.

Della Casa, Eveline; Affolter Helbling, Jutta; Meichtry, André; Luomajoki, Hannu; Kool, Jan: Head-Eye movement control tests in patients with chronic neck pain. Inter-observer reliability and discriminative validity; BMC Musculoskeletal Disorders, 15:16, 2014.

Engbert, Ralf; Kliegl, Reinhold: Microsaccades uncover the orientation of covert attention; Vision Research, Nr. 43, 2003; S. 1035-1045.

Falla, Deborah: Schlüsselprinzipien für das Training von Patienten mit Nackenschmerzen; Manuelle Therapie, Nr. 1, 2013; S. 7-13.

Friedrich, Michaela: Interdisziplinäre Optometrie. Visuelle Störungen im Zusammenhang mit Störungen in anderen Teilsystemen und im Gesamtsystem Mensch; 2. Auflage, 2019.

Gautschi, Roland: Manuelle Triggerpunkt-Therapie. Myofasziale Schmerzen und Funktionsstörungen erkennen, verstehen und behandeln; 2. Auflage, 2013.

Hochschild, Jutta: Strukturen und Funktionen begreifen – Funktionelle Anatomie. Band 1: Wirbelsäule und obere Extremität; 4. Auflage, 2014.

Hohmann, Dietrich; Uhlig, Ralf (Hrsg.): Orthopädische Technik; 9. Auflage, 2004.

Joos, Markus; Rötting, Matthias; Velichkovsky, Boris M.: Bewegungen des menschlichen Auges: Fakten, Methoden und innovative Anwendungen; in:

Rickheit, Gert et al. (Hrsg.): Psycholinguistik. Ein internationales Handbuch; 2003.

Kaufmann, Herbert; Steffen, Heimo (Hrsg.): Strabismus; 4. Auflage, 2012.

Klinke, Rainer; Pape, Hans-Christian; Kurtz, Armin; Silbernagl, Stefan (Hrsg.): Physiologie; 6. Auflage, 2010.

Lindel, Kathrin: Muskeldehnung. Grundlagen, Differenzialdiagnostik, Therapeutische Dehnungen, Eigendehnungen; 2. Auflage, 2010.

Lingen, Jan: Muskel- und Gelenkschmerzen; https://www.muskel-und-gelenkschmerzen.de; abgerufen am 24.07.2021.

Meinold, Petra Elisabeth: Psychologie des Lidschlags – eine literatur- und methodenkritische Studie; Dissertation an der Universität Köln, 2005.

Mühlebach, Adrian: Vom Autopiloten zur Selbststeuerung. Alexander-Technik in Theorie und Praxis; 2011.

Rohner, Meinrad: Alexander-Technik. Eine Einführung; 2. Auflage, 2005.

Sampel, Karin; Stolz, Verena; Zisch, Barbara: Dehnübungen; Spezielle Haltungsprophylaxe SS2007; http://sport1.uibk.ac.at/lehre/lehrbeauftragte/Huber_Reinhard/Dehnen_%DCbungen.pdf; abgerufen am 24.07.2021.

Schuth, Mareike: Randomisierte, kontrollierte Studie zur Wirkung der F. M. Alexandertechnik bei chronischen Nackenschmerzen – eine Pilotstudie; Dissertation an der Universität Duisburg-Essen, 2011.

Wundt, Wilhelm: Grundriß der Psychologie; 13. Auflage, 1918.